Dodge City Public Library

MI SISTEMA NATURISTA

Dr. Bernard Jensen

MI SISTEMA NATURISTA

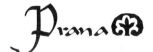

Mi sistema naturista
© Bernard Jensen, 1992

© 2007 Editorial Lectorum, S.A. de C.V.,
Centeno 79-A, Col. Granjas Esmeralda
C.P. 09810, México, D.F.
Tel.: 55 81 32 02
www.lectorum.com.mx
ventas@lectorum.com.mx

En acuerdo con:

© Editora y Distribuidora Yug, S.A. de C.V.
Puebla 326-1, Col. Roma
C.P. 06700, México, D.F.
www.yug.com.mx
editorial@yug.com.mx

Primera edición: noviembre de 2007
ISBN: 978-970-732-236-3

© Traducción: Ramón Ramírez Estrada

Impreso y encuadernado en México
Printed and bound in Mexico

Dedicatoria

En PRIMER lugar quiero hacer constar mi gratitud al doctor Bircher Benner, del Sanatorio Bircher-Benner en Zurich, Suiza, por haber sido él quien me inició en la terapéutica por medio de jugos y en la curación natural como parte del trabajo interno de un sanatorio.

Y también a V. G. Rocine, homeópata y mago de la química en Noruega. Los treinta años que pasé estudiando con él me ayudaron a reconocer que el cuerpo humano representa como cuatro hectáreas de tierra del planeta que se nos dan en préstamo y cuyo cultivo determinará la clase de cuerpo que tengamos en relación con nuestros sentidos mentales y nuestras actividades físicas.

Estoy asimismo agradecido a Ernest Holmes, quien me enseñó la ciencia de la mente, y a los practicantes de la curación natural como F. W. Collins, B. Lust y, sobre todo, el doctor J. H. Tilden, quien me enseñó acerca de la limpieza del cuerpo, y el doctor O. B. Schellberg, de Nueva York, con quien aprendí a trabajar sobre el colon en 1930 y quien por primera vez me inspiró la noción de que el intestino es mayormente responsable de la integridad del cuerpo que cualquier otro órgano.

El doctor John Harvey Kellogg fue también uno de mis grandes inspiradores. Yo padecía a la sazón cierto malestar y andaba en procuración de salud y él me puso en el camino de una higiene del colon más perfecta.

Los doctores S. Burroughs y Benjamin G. Hauser me enseñaron el valor de los minerales en cantidades vestigiales, como se encuentran en la melaza negra, y además cómo lavar el intestino para un buen cuidado del organismo.

El doctor Beeler, médico de Pasadena, estudió conmigo algunos casos que fueron resueltos por entero a base de dieta y cambió sus métodos de trabajo según los procedimientos dietéticos que entre ambos planeamos. El doctor Waterson, médico de Scottsdale, cambió también su metodología terapéutica para adoptar los procedimientos dietéticos que resultaron de nuestra práctica en conjunto.

Durante mis paseos con Bernarr McFadden me di cuenta del valor de un cuerpo sano y bien equilibrado y de que debemos conservarnos física y mentalmente en buenas condiciones. El doctor G. Weger, de Redlands, me enseñó los primeros aspectos de mi trabajo en ayunos, con lo que posteriormente he podido auxiliar a tantas personas. Adelle Davis compartió personalmente conmigo muchos de sus experimentos dietéticos.

El doctor Henry Lindlahr fue mi inspirador en los albores de mi trabajo en iridología. Estoy muy agradecido por mi encuento con el doctor J. Deck, de Alemania, y por haber trabajado en la iridología al lado de algunos de los viejos maestros alemanes. Estoy asimismo agradecido por haber sido estudiante del doctor J. Haskel Kritzer, que alentó tanto mi trabajo iridológico.

Y debo mucho al doctor Thomas Robert Gaines, que me auxilió para ensanchar mi pecho en diez centímetros más cuando yo era un muchacho enfermizo y delgado que buscaba la manera de sobreponerse a sus dificultades pulmonares.

Significó mucho para mí el haber estudiado la homeopatía con el doctor C. H. Gesser, a quien debo el aprendizaje acerca de las más delicadas fuerzas vitales. El doctor Glen J. Sipes, de San Francisco, me enseñó que la manera más simple de hacer las cosas es también la más natural.

Estoy también agradecido al doctor S. Karagulla, a Harry Edwards y al señor Chapman, quienes me introdujeron al mundo de las vivencias extrasensoriales, que son tan interesantes. Así también agradezco a los Laboratorios De La Warr, en donde aprendí los métodos radiónicos y vibratorios de ver la vida; al Grupo de Rearmamento Moral [en inglés, *Moral Rearmament Group (MRS)*], al cual debo elevación espiritual; y a Corine Heline y Roland Hunt, la primera por haber demostrado que la música y el color son las fuerzas finas de la vida, y el último por haberme introducido en el conocimiento del color hace ya muchos años.

Mis agradecimientos también para los ancianos como el señor Gassanov, de Rusia, de 153 años, que me ayudó a comprender el hecho de que no debemos dejar de trabajar a edad alguna; y para los viejos de Turquía, que han demostrado que se puede conservar un cuerpo sano a lo largo de toda la vida. Y vayan asimismo para Jerry Lewis que, a la edad de 106 años, aún trabaja como mesero en el Hotel Fairmount de San Francisco y todavía corre diez kilómetros todas las mañanas. Estoy también agradecido a Charley Smith quien, a los 137 años, es el hombre más viejo de Estados Unidos y ha reconocido que Dios es el proveedor de nuestra vida, y esto después de haber participado en sus mocedades en las correrías de *Billy the Kid*.

La mayor de todas mis inspiraciones proviene de haber conocido la no-violencia de Ghandi, para comprender que no es necesario que seamos belicistas para vencer y para conducir y obtener de la gente lo mejor de que es capaz, o en otras palabras, para darnos cuenta de que la vida más humilde puede ser la más grandiosa.

El rey de Hunza me enseñó a ser afable, a cuidar de quienes son menos afortunados y a que debemos valernos de toda oportunidad para ser constructivos. Debo mucho a Sai Baba, de la India, quien me proporcionó conocimiento espiritual. Y el haber vivido y tenido el privilegio de ser uno de los miembros del *ashram* de Sri Aurobindo, en Pondicherry, India, también ha sido de gran significación para mí.

He presenciado el valor del vegetarianismo a través de Pete Maloff, de los *doukhobors* del Canadá. Trabajar por la paz debe ser el ideal de todos.

Amo y debo mucho a mi país, que me ha brindado el privilegio de llevar adelante y desarrollar mis ideas para el auxilio de la gente, para continuar a pesar de los obstáculos y del hecho de que todas las nuevas ideas son automáticamente objeto de oposición. Estoy agradecido por dicha oposición y por los obstáculos que se me presentaron, y por la fortaleza que obtuve al sobreponerme a ellos.

Abraham Lincoln, Charles Lindberg, George Washington y aquellos otros que dejaron una herencia moral para las personas del futuro, han sido los grandes inspiradores de mi vida.

Y estoy muy agradecido a mi padre, el cual me enseñó las extremas medidas disciplinarias expresas en el proverbio: "Lo que no puedas hacer a la perfección, mejor no lo hagas". Y, asimismo, a mi madre, que me inculcó la fe en los más altos valores de la vida y además el ánimo para alcanzarlos.

Y para quien me ayudó cuando más lo necesitaba: Murdo McDonald Bayne, a quien debo la iniciación espiritual en mi vida. Rindo también especial homenaje a Manly P. Hall y a Edmond Bordeaux Szkely, mis amigos a lo largo del camino.

Sí, yo he transitado por la vida rápidamente, cruzando de uno a otro de sus estadios siempre en constante progreso y recogiendo lo que las personas sabias han legado al mundo. Y ahora brindo a ustedes la información y experiencia que he cosechado a lo largo de mi trabajo en el camino de la curación natural.

BERNARD JENSEN, D. C.
Escondido, California.

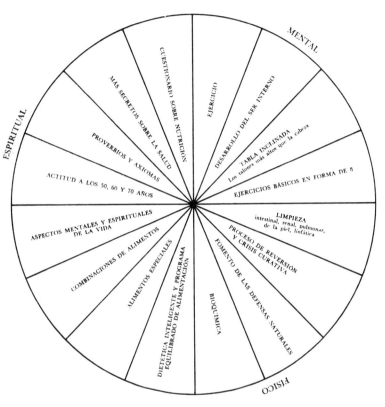

Mi rueda del equilibrio señala los puntos acerca de la salud que es necesario atender para lograr vida larga y satisfactoria.

Índice

MI SISTEMA NATURISTA

COMPENDIO DE SABIDURÍA
TERAPÉUTICA HOLÍSTICA

Introducción

Mi SISTEMA NATURISTA, como se presenta aquí, introducirá al lector a los principios básicos y las aplicaciones prácticas que he ideado en más de cincuenta años de trabajo en el arte curativo y con millares de pacientes, huéspedes, amigos y colegas, tanto en el salón de clases como en mis sanatorios. De todo corazón puedo recomendar este programa a la persona típica o común, porque ha dado buenos resultados en la labor de lograr para mis pacientes más difíciles una salud vibrante y llena de alegría. Pero permítanme una llamada de advertencia: son muchas las personas que han de llegar al borde de la desesperación antes de buscar consejo. Piénsese en esto por un momento: ¿por qué demorar la reparación de la verja de la cuadra para cuando el caballo se haya fugado? ¿Por qué conformarse con una salud inferior a la excelente en vez de comenzar a procurárnosla HOY MISMO y en el más alto grado?

Este libro está proyectado para ser un curso corto de instrucciones sobre la manera adecuada de vivir. La búsqueda de mayor conocimiento, prudencia y consejo relacionados con una salud excelente es algo en que todos debemos pensar.

Mi sistema naturista proporciona una iniciación en el camino hacia el correcto vivir. Hemos de reconocer que este libro no es en sí todo ese camino, sino sólo el principio, una condensación de los puntos básicos de mi programa general en relación con la salud. La salud es "una cosa esplendorosa" y aquí cubriremos tres de sus aspectos fundamentales para que ustedes los consideren al tratar de recuperar la salud o conservar la que ya poseen; son los aspectos físico, mental y espiritual. Yo creo firmemente que nadie puede gozar de una salud verdaderamente buena salvo cuidando de estos tres aspectos.

En el capítulo 2, "Cuestionario cotidiano para la autoverificación de su progreso personal", he listado cien requisitos y consejos relativos a la salud, con la idea de que los utilicen para ir evaluando sus avances. Están divididos en tres secciones: "Dieta" (50 puntos), "Ejercicio" (25 puntos), "Desarrollo del ser interno" (25 puntos). Para el uso efectivo de este cuestionario les sugiero que vayan tomando nota de su progreso semanal, tanto en lo concerniente a la totalidad del cuestionario como a los puntos de cada sección; esto durante seis semanas y en algún cuaderno de notas conveniente. Podrían ustedes responder a este cuestionario cada lunes por la noche, para ver cómo van mejorando. Escriban ustedes una o dos anotaciones acerca de cómo se han sentido durante la semana anterior, después de haberse evaluado, de manera que ustedes puedan releer sus propias notas y recibir una agradable sorpresa al verificar su mejoría. Por supuesto, si disponen de tiempo sería mejor el uso cotidiano del cuestionario.

Una cosa es segura. No resulta posible evaluar diariamentea esos cien puntos sin comenzar a experimentar cambios en la propia vida. *Mi sistema naturista* los conducirá paso a paso a una salud mejorada, y cuando ustedes hayan establecido ya los principios básicos del sistema en su propia vida, estarán en condiciones de ampliar sus conocimientos y desarrollarse aún más en el futuro. Será siempre conveniente tener presentes los principios básicos del sistema, cualquiera que sea el grado de adelanto que vayan logrando.

La vida es una sucesión de hechos, algunos de los cuales podemos controlar, y otros no. Aprendan a asumir responsabilidad por aquellos que están totalmente bajo su dominio y a tomar con calma a todos los demás. Ustedes podrían no tener control sobre si su automóvil se descompone o no; pero, en cambio, sí lo tienen sobre su propia reacción ante dicho suceso. ¿Es realmente necesario enojarse, sentirse frustrado y armar escándalo y alboroto sobre la descompostura de un automóvil? ¡Por supuesto que no! Elijan por lo tanto una mejor manera de reaccionar ante el caso: su organismo se lo agradecerá. La ciencia médica reconoce que muchas enfermedades corporales provienen o se agravan por la tensión resultante de la ira, el miedo, la ansiedad, la preocupación, la envidia, la codicia y otras actitudes emocionales negativas. Ustedes tienen control completo sobre lo que ocurre en el interior de su mente, y el comprobar que un simple cambio de actitud mental mejora su salud les resultará muy agradable.

Pero hay también campos de nuestra vida sobre los cuales no tenemos dirección alguna y, nos guste o no, debemos ser capaces de enfrentarnos a cuanto la vida nos depare. No podemos escapar de nuestro ambiente ni de la época histórica en la que nacimos, y no hay manera alguna de evadirnos de nuestra propia identidad. Las personas se autodestruyen y pierden su tiempo buscando válvulas de escape como las drogas, el alcohol, el crimen, la codicia y otras formas de autoengaño; pero la salud no se encuentra en semejantes ámbitos. Debemos dejar de precipitarnos, aprender a comprendernos y buscar otros caminos. Yo pienso que hay ideales que la gente puede adoptar para su vida y que pueden ayudarla a afrontar cualquier situación ante la cual se vea colocada. Adoptando estos ideales se asombrarán del poder que así adquieren para operar en beneficio de ustedes mismos.

Debido a que cada persona es un sujeto con necesidades, metas y aspiraciones individuales, hay múltiples modos de considerar esta cuestión. Lo principal es detenerse por un momento y cuestionarse: ¿qué es lo que verdaderamente estoy haciendo? ¿Qué es lo que pretendo lograr? ¿Qué influencia tengo sobre las personas en el mundo en que vivo? ¿Soy desastroso para mí y para cuantos me rodean? O bien, ¿soy un rayo de esperanza o inspiración que contribuye a iluminar la negrura que me circunda?

Si existe algún campo de nuestra vida que pudiera ser mejor y más feliz, yo creo que debemos esforzarnos por alcanzarlo. Yo sé que si ustedes pueden hoy hacer cien cosas de manera más perfecta que en los días, meses o años anteriores con el fin de mejorar física, mental y espiritualmente su vida, entonces estarán en las condiciones más óptimas para enfrentar su futuro.

Hay un viejo proverbio: *El hombre sabio es aquel que hace desde el principio lo que los tontos hacen al final de la jornada.* Deténganse y pregúntense a ustedes mismos: "¿Quién soy yo?"

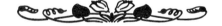

1. Dominio sobre "aguas turbulentas"

A MENOS que podamos ejercer dominio sobre todo lo que vuela, lo que nada en el seno de las aguas turbulentas que nos circundan y lo que se arrastra sobre la faz de la Tierra, no podremos hacer frente a la vida misma. Y no se trata sólo de las cosas que se arrastran y podemos ver con los ojos, sino además de todas aquellas pequeñas cosas que reptan y trepan hasta nuestra conciencia y que seguramente acaban con los bríos del tiempo que podríamos dedicar a la procuración de mejores logros, mejores metas y un modo de vivir que sería útil y como una bendición para nosotros mismos y todos aquellos que con nosotros van por el mundo.

Mi sistema naturista no es sólo un modo de tratar de conservar la juventud. No se trata sólo de procurar la cura de la enfermedad, no es simplemente la forma de prevenirla. La cuestión es esforzarnos por encontrar un modo saludable de vivir, de suerte que podamos desempeñar una óptima actividad física y lograr la máxima integridad posible en cada célula. Necesitamos contar con gran cantidad de energía física potencial a nuestra disposición y siempre que la consideremos deseable. Necesitamos saber que tenemos dominio sobre todas estas cosas que, en conjunto, constituyen una buena filosofía de la vida. Además, no debemos abusar de nuestras posibilidades y potencialidades hasta el punto de dar lugar a condiciones orgánicas que más tarde requieran curación. *Mi sistema naturista* está dirigido hacia una perspectiva sensata de vivir sin estar en continua necesidad de médicos, hospitales y pólizas de seguro contra gastos de curación, aunque yo creo que todas estas cosas tienen su razón de ser.

Lo que estoy interesado en ofrecerles es el logro de una vida física saludable, una actividad mental más alerta y la capacidad para percibir las cosas del espíritu.

Hoy vemos anuncios por todas partes sobre cómo prevenir incendios, cómo prevenir accidentes... pero muy poco sobre cómo prevenir las enfermedades. De hecho, los anuncios sobre productos que representan múltiples millones de dólares en los mercados son meras excursiones que guían hacia la enfermedad física y mental.

Muy pocas son las personas que se interesan en la medicina preventiva. Hoy, en los Estados Unidos, solamente el 3% de los médicos practican la medicina preventiva. No nos estamos preparando para el mañana en lo que a nuestra salud concierne. No nos damos cuenta de que nuestro futuro es moldeado por nuestro vivir de ahora y de ello depende. Sólo nos interesan los alimentos que estamos comiendo en este preciso momento. Sólo nos interesa que estamos viviendo al día y concedemos muy escasa reflexión a los efectos secundarios que pudieran sobrevenir mañana.

Los hábitos pueden matarnos. Los médicos viven de los malos hábitos que las personas han adquirido para sí. Los médicos hacen su agosto como resultado de los programas de vida de ustedes.

Experimentos científicos realizados con animales de laboratorio han venido a demostrar que con la dieta puede ocasionarse diabetes, hemorroides, obesidad y varios otros males en el organismo, ello mediante la sola manipulación de ciertos alimentos que se suministran a dichos animales. En todos los animales sometidos a experimentación se pudo comprobar que los alimentos tienen un efecto definido sobre las estructuras tisulares y celulares del cuerpo.

Si sabemos que tenemos a nuestro alcance el privilegio de formarnos un buen organismo, debiéramos darnos cuenta de que somos sus cocreadores y gozamos la fortuna de cooperar con Dios y con la naturaleza para desarrollar un cuerpo fuerte, saludable y longevo.

Las personas que corrientemente vienen a verme están interesadas en cosas tales como la reducción de peso o la solución de problemas como el mal funcionamiento de su matrimonio. Muchos se preguntan por lo que tienen que hacer para corregir su hipoglucemia. Otros están interesados en librarse de las drogas y las píldoras artificiales con el fin de poder vivir una vida más natural. Es a esas personas a quienes tratamos de enseñar el modo de poseer un mejor organismo con el cual puedan vivir felizmente.

Tenemos que darnos cuenta de que nuestros alimentos han de ser alimentos vivos y de que las vitaminas y minerales sólo han de prescribirse a las personas carentes de ellos. Tenemos que darnos cuenta de que la enfermedad hace presa de un organismo insuficientemente nutrido, razón por la cual se impone estar bien alimentados con los nutrientes adecuados y no con desperdicios disfrazados de alimentos. Los alimentos no lo son todo; pero sin una alimentación adecuada todo lo demás será inútil. Debemos aprender a ejercitarnos con agilidad y suficientemente a fin de promover la actividad de nuestro organismo. Todos los músculos han sido hechos para usarse; si no los usamos, los perderemos.

Podríamos decir que este programa es para el rejuvenecimiento y regeneración del organismo, un programa en el que se reemplazan los tejidos viejos con los materiales apropiados para reconstruir el cuerpo hasta lo más posible. Debemos reconocer que la piel, el cabello y las uñas indican por su aspecto si estamos bien o no. Cuando nuestra dentadura se está deteriorando, simultáneamente se deteriora todo nuestro cuerpo. Cuando nuestra visión da signos de agotamiento existe la posibilidad de que necesitemos una reconstitución de todo el organismo. Debemos darnos cuenta de que el organismo funciona como un todo y que cada uno de sus órganos es sólo parte de "la comunidad" del cuerpo y es indispensable que toda la comunidad trabaje de acuerdo. Un órgano perezoso puede interferir con todas las actividades de los demás. Si la tiroides funciona deficientemente ello interfiere en los movimientos correctos del intestino y puede dar lugar a estreñimiento. Si los riñones no funcionan bien podemos padecer dolores en el dedo gordo del pie, padecer gota. Si los pulmones no eliminan los catarros adecuadamente, no estaremos drenando las acumulaciones catarrales de otras partes del cuerpo. Un quiste ovárico puede ser el resultado de una deficiente eliminación. Cuando el corazón no funciona bien puede deberse a que la circulación está siendo interferida; cuando las arterias se endurecen pueden dar por resultado una anomalía cardiaca. Cada órgano ayuda a los demás y requiere de la ayuda de los demás. Cuando agotamos alguno de los órganos del cuerpo, todos los demás se ven afectados.

La revitalización del organismo equivale a poner a todo el cuerpo en buen estado de funcionamiento. Revitalizar equivale a encontrar e instituir un programa sobre "cómo vivir". Eso es lo que nosotros enseñamos.

Una de las cosas que nosotros hemos descubierto es que el pelo, la piel y las uñas son las primeras partes que han de cambiar para mejorar la salud. Cuando veo que en ellas se registran cambios óptimos es señal de que todas las partes internas del cuerpo están bien alimentadas. Una persona sana tiene una hermosa mata de pelo, piel agradable al tacto, uñas que no se quiebran, se estropean o se desprenden de los dedos. Esto se debe a los elementos de la belleza: el flúor, el calcio y el silicio, mismos que nos permiten continuar viviendo porque nos dan resistencia y energía para realizar bien el trabajo cotidiano, y que nos ayudan, sobre todo, a conservar los sistemas mental y nervioso aptos para respaldar cualquier otra de las funciones orgánicas. Esto es parte de un buen programa de salud.

Si hemos de adquirir algún grado de sabiduría, debemos procurar vivir una vida que mejore día con día a fin de que logremos tener, hasta lo posible, salud excelente en el futuro.

La sabiduría de la experiencia

Quienes se sienten físicamente bien a la edad de 20, 30 y aun 40 años, no están particularmente interesados en reflexionar sobre cuántos más les quedarán de vida. A la edad de 20 años o especialmente a los 30 nos sentimos inmortales: ¡aquí estamos y ciertamente para bendición del mundo! Mas a los 50 o 60 comenzamos a pensar: "Quisiera tener una salud un poco mejor. Estoy comenzando a perder aptitudes. Mi musculatura ya no responde como antes. Mi eficiencia en el trabajo está decreciendo. Mi vida sexual principia a decaer. Los placeres de la vida comienzan a desvanecerse".

Y después continuamos pensando: "¿Qué haré si tuviese que sufrir una operación quirúrgica? ¡Parece que todo el mundo las está requiriendo!" y luego nos ponemos a considerar si el monto de nuestro seguro será suficiente. Necesitamos hacer reserva de dinero. No estamos lo suficientemente bien para sentir la certidumbre de que podremos afrontar el futuro. Es necesario detenernos a pensar qué haremos para escapar mañana de un asilo, o bien para vivir en él... Tenemos que establecer alguna forma sistemática para gozar de seguridad social. Tenemos que obtener el seguro nacional de salud; precisamos encontrar a alguien de quién depender. Nos damos cuenta de que no vamos a estar en condiciones de valernos por nosotros mismos tanto física y mental como espiritualmente.

¡Ahora es cuando comenzamos a ser prudentes! Es muy difícil ser prudente cuando aún se es joven y se tiene poca experiencia.

Pero en la vida debemos comenzar a ser prudentes tan pronto como podamos e independientemente de que estemos saludables o enfermos. Cuando estamos saludables debemos reflexionar sobre cómo prevenir las enfermedades. Cuando ya estamos enfermos debemos sobreponernos a los males y regenerar nuestros organismos recuperando su integridad al reemplazar por nuevos los viejos tejidos orgánicos cuya actividad ya no es satisfactoria. Debemos percatarnos de que toda enfermedad física se corrige de acuerdo con la ley de curación de Hering: *"Toda curación procede de adentro hacia afuera, de la cabeza hacia abajo y en el orden inverso a aquél en que los síntomas fueron apareciendo"*.

Y también es preciso que nos demos cuenta de que el cuerpo

es una expresión de los pensamientos que nos irritan, corroen nuestras almas y nos conducen a la frustración. Tenemos que expulsar los recuerdos causantes de tensión, o bien regresar sobre ellos en la imaginación y tratar de encontrar el modo de tornarlos amables, todo a fin de poder sentirnos libres y en paz. Si alguien no puede seguir compartiendo nuestra vida, no debemos maldecirlo sino bendecirlo; pero también sacarlo de nuestra vida.

Es conveniente que aprendamos a crecer y expandernos hacia una nueva personalidad. Hasta cambiar nuestro guardarropa es renovador: asegúrense de que cada tres años no utilicen ya la misma ropa que han venido usando durante todo ese tiempo.

Y el mismo principio debe aplicarse a nuestro pensamiento. No podemos permanecer rumiando eternamente los mismos pensamientos. Debemos evolucionar. Debemos ir más allá de los límites de las barracas en que moramos. Debemos expander nuestra conciencia y darnos cuenta de que no tenemos que vivir para siempre dentro del mismo cuarto o departamento. Debemos percatarnos de que puede ser nuestro todo cuanto vale la pena en esta vida, pero tenemos que esforzarnos por lograrlo, tenemos que buscarlo; porque sólo aquellos que llaman a la puerta de la vida encuentran lo que buscan. Pero, ante todo, tenemos que cuidar de nosotros mismos.

Alimentando a nuestro ser interno

Nuestro ser interno debe ser alimentado. Sí, el ser interno es parte de nuestra realidad interior: ese yo recóndito. Es necesario darnos cuenta de que toda enfermedad principia desde adentro. Nuestros hábitos son concebidos en lo interno de nosotros mismos. Todos los arreglos hay que hacerlos dentro del lugar secreto que corresponde al Altísimo, y hemos de tener presente que toda curación se inicia desde adentro, de la cabeza hacia abajo y en orden inverso a aquél en que fuera estableciéndose el mal en nuestro cuerpo.

Al aplicar *Mi sistema naturista* debemos percatarnos de que el proceso natural de la curación involucra la ocurrencia de una regresión. Esto no significa regresar a los viejos hábitos de vida; pero sí haremos que el reloj marche hacia atrás. Vamos a ser más vitales. De hecho, vamos a renovarnos por medio de la reparación y el rejuvenecimiento del organismo. Haremos que vuelvan algunas de las energías y poder de que gozamos años atrás. En este proceso de regresión nos vamos a librar de lo ya envejecido. Nuestro cuerpo adquirirá tejidos renovados. Un nuevo cuerpo hará su aparición, y en uno de estos días ese nuevo cuerpo se apoderará de nosotros produciéndose un proceso agudo de renovación; podríamos decir un proceso de eliminación. Sin duda se volverá a experimentar el dolor, los viejos problemas, las secreciones y demás; pero en esta ocasión no hay razón para temer porque algo verdaderamente maravilloso está por ocurrir.

LA CRISIS CURATIVA

En la medida en que se inician los cambios ocurrirá una transición de lo viejo hacia lo nuevo. Nosotros llamamos a esto la crisis curativa. Pueden ocurrir muchas crisis curativas durante el proceso de renovación, las que han de ser comprendidas y bienvenidas. Es a través de la crisis curativa que nos daremos cuenta de que nuestro cuerpo está nuevamente limpio y que ha salido de las manifestaciones de enfermedad que hemos venido acumulando como resultado de la clase de vida que llevamos en el pasado. Ahora seremos personas nuevas, las personas que deseamos ser. Ustedes pueden esperar cambios si están resueltos a vivir la vida que resultará de la aplicación de *Mi sistema naturista* puedo garantizarles que su cuerpo estará mucho mejor al cabo de un año.

El siguiente capítulo lo iniciaré con un cuestionario que será muy útil en su vida diaria. Muchas personas no se dan cuenta de lo que en su vida ocurre día tras día. Viven en un estado de confusión. Algunos llevan una buena vida cristiana, de constante servicio y atención a los demás, y sin embargo ellos mismos van andrajosos. Algunas veces estamos tan ansiosos de indicar a otras personas lo que deben hacer que nos olvidamos de poner antes en orden nuestros propios asuntos.

Nuestra cocina deberá ser reorganizada a fin de reconstruir, resanar y rejuvenecer el propio organismo de cada uno de los miembros de la familia, para que quien gana el pan pueda continuar su trabajo, y los niños sus estudios. Hemos de alimentar a nuestros hijos de manera que no demos lugar a cuentas de médicos. Nos hemos olvidado de que existe un centro de atracción, de que la motivación debe resultar del autoanálisis y de que es desde adentro de nosotros que emergemos para convertirnos en todo lo que debemos ser.

Mi enseñanza reza que si estamos seguros de hacer las cosas bien ahora, el mañana por lo general será mejor. No podemos perder el efecto que una buena vida de hogaño tendrá sobre los días por venir. El "ahora" es importante porque por medio del uso prudente de lo que Dios nos brinda hoy será que adquiramos dominio sobre nuestro futuro. La habilidad para cambiar, proyectar y planear nuestra vida es lo que creará nuestro futuro. No estamos aquí para cosechar nueces y comerlas en el invierno y tener que seguir haciendo año con año exactamente la misma cosa. Somos cocreadores. Podemos hacer y rehacer nuestra vida.

Hay algo que debemos aceptar: hemos de "pagar el precio" que implica este proceso curativo. Hay que ganarlo. Hay que vivirlo. Durante el periodo de transición es posible que ustedes pierdan sus energías; pero toda la desdicha que habrá de sobrevenirles debe ser bien entendida. Después de algún tiempo de vivir bajo un correcto régimen alimentario vendrán nuevos tejidos a reemplazar a los viejos, resultado de muchos años de haber vivido con una dieta equivocada. Y la crisis generalmente ocurre cuando ya han principiado a sentirse mejor que nunca antes, ¡como en la cima del mundo! Ésta es la secuencia natural de los sucesos por ocurrir en tanto el cuerpo vaya recuperando su fortaleza. Durante esa temporada será mejor mantenerse al cuidado de un médico que conozca y comprenda este proceso de regresión.

Prueben a utilizar el cuestionario del próximo capítulo durante una semana; con ello podrán verificar ustedes mismos todo lo que a su salud respecta. Sepan hasta qué grado están vivos y hasta cuál están muertos cuando no se sitúan a ustedes mismos en el plan de un correcto vivir. Dense cuenta si su organismo está fuera de tono, si van por un camino tortuoso. Dense cuenta de los cambios que necesitan hacer en su vida. Descubran por ustedes mismos si las cosas que lógicamente hay que hacer se encuentran en este cuestionario.

Existen muchas posibles variaciones en lo referente a lo que les estoy presentando en este libro. Ustedes no están obligados a ejecutar los ejercicios físicos exactamente como los describo. No tienen que alimentarse exactamente como les indico. Pero quiero que comprendan que *Mi sistema naturista* les facilitará tal cambio en cuerpo, mente y espíritu, que a la vuelta de un año les ladrarán sus propios perros porque no los van a reconocer. Ustedes pueden lograr esto si de veras lo desean.

Prepárense para el cambio

Recorran ustedes el cuestionario y observen que hay en él 100 cosas que han de ser conscientemente consideradas día con día si se ha de adoptar este nuevo camino. Se preguntarán: "¿Qué estoy haciendo?, ¿hacia dónde voy?" Se requiere cuidadoso pensamiento para encontrar la dirección correcta en la vida. Si dejamos que las cosas ocurran simplemente al azar, nuestra vida será como la de Topsy en *La cabaña del tío Tom*.

Nadie osa escalar el Matterhorn sin estar provisto de los instrumentos y el equipo necesarios para llegar a la cima. Debe llevarse alimentos concentrados y de poco peso, así como los adecuados ganchos, cuerdas y demás. El mismo principio rige cuando se trata de escalar la montaña del buen vivir.

Al ir cambiando de vida tendrán que encontrar la manera de escamotear, por así decirlo, un poco de tiempo para ustedes. Van a estar tranquilos, van a meditar. Van a tomarse diez minutos de tiempo forzoso durante los cuales habrán de considerarse la persona más importante del mundo. Esto equivale a procurarse un "segundo aire". Éstos serán sus momentos de recuperación. Arreglen las cosas de manera que puedan disponer diariamente de un corto periodo de tiempo para este fin.

Cuando inician un viaje en automóvil, ¿emprenden la marcha sin siquiera ver cuánta gasolina hay en el tanque? ¿Qué les parece si en lo sucesivo verifican sus propias energías día tras día? ¿Necesitan de un descanso el día de hoy? Tienen que darse cuenta de que van a comenzar a segregarse de las rutinas familiares. ¿Será posible que ustedes estén siempre desesperados por criticar y lastimar a otras personas? ¿Podrán vencer ésta y otras inconvenientes costumbres? ¿Será posible que tengan que buscar la salida de la mazmorra en la que ustedes mismos se han metido? ¿Podrán ustedes equilibrar su día con un poco de buen humor y una sonrisa amable? ¿Se han olvidado de ustedes mismos? Éstas son algunas de las situaciones en las que *Mi sistema naturista* está destinado a servirles.

Yo encuentro que el común de las personas no ha vivido realmente. Ésta es la razón para el presente cuestionario. Ustedes van a considerarlo y al hacerlo se darán cuenta de las varias cosas que tendrán que corregir para ser cien por ciento perfectos. Pero sé bien que ustedes no lo van a responder todos los días; yo mismo soy de las personas que no pueden hacerlo... pero trato de hacerlo, y en esto me comporto mejor que si me dijera: "No puedo hacerlo, no tengo tiempo. Lo haré mañana". Excusas para enmascarar la pereza. Quienes viven esta clase de vida son personas que en realidad están muriendo porque no han sido motivadas para vivir adecuadamente.

Vamos a cambiar nuestra vida por otra en la cual tengamos gusto por vivir, en la que podamos exclamar sinceramente: "¡Estoy contento de vivir!" Cuando principiemos a darnos cuenta de que no podemos esperar a que nuestra felicidad provenga de nadie más que de nosotros mismos, comenzaremos también a efectuar el cambio hacia la felicidad y la salud.

¡Yo no siento tristeza por quienes mueren, sino por quienes nunca vivieron!

En la forma en que hemos estructurado el cuestionario, nosotros cambiaremos nuestra vida en cien diferentes pero armoniosas direcciones. Descubriremos que sólo lo podremos lograr a través de un esfuerzo consciente, la clase de esfuerzo que se suele dedicar a todo aquello que prospera.

EJERCICIO FÍSICO

Tomemos el ejercicio como ejemplo. Debemos ejercitar todos los días. Debemos destinar unos momentos a ello. Debemos cepillar diariamente nuestra piel (se darán instrucciones en un próximo capítulo). Esto hay que hacerlo. Es imposible lograr nuestro propósito si no lo hacemos. Muchas personas dicen: "Bueno, yo simplemente no tengo tiempo; no puedo levantarme más temprano sólo para eso". Mas se trata de algo que sólo toma tres minutos. Si no disponen de tiempo para cepillar su piel durante tres minutos y así librarse de los ácidos del cuerpo y lograr una piel más funcionalmente activa, una piel agradable al tacto, entonces desde ahora van por mal camino. Se están engañando a ustedes mismos y serán de la clase de los andrajosos, particularmente durante los últimos años de su vida, cuando es tan necesario un cuerpo sano.

Con gran frecuencia escuchamos: "No hagas esto", "no hagas aquello", "suprime esto", "suprime aquello". Yo tengo muchos pacientes que acuden a mí para decirme lo que no están haciendo bien. Sépanlo ustedes: no hay suficientes libros ni suficiente tiempo ni papel bastante para escribir todas las cosas que se hacen mal en la vida. Cada quien necesita el deseo sincero de hacer cambios en su vida. Ésta es una decisión individual.

Tenemos que aprender todas las cosas buenas que podamos y abandonar las malas e inútiles. A esto se llama "terapéutica sustitutiva". Lo que adoptamos es lo que nos resultará en la clase de vida que deseamos llevar, no lo que desechamos. Cuando hablamos del equipo necesario al planear un viaje, no nos olvidamos de los alimentos. Podemos comer alimentos nutritivos y reconstructores del cuerpo, en lugar de alimentos vacíos y destructores. ¡Hagamos de nuestras vidas un paseo campestre! ¡Acompañemos nuestras comidas con agradable música!

Ustedes pueden elevarse a más alta categoría si ejercitan su habilidad para seleccionar. ¡No lo olviden! Principien el día con un mapa del lugar al que van y aun cuando todo esté ya planeado según el mapa, no hay razón por la cual no hacer algún cambio sobre la marcha si se encuentran con algo más hermoso que lo que figura en dicho mapa. Pudiera ser que fuera esto precisamente lo que ustedes necesitan. Pudiera ser "el mejor paisaje para sus ojos tristes". ¡No se olviden de VIVIR mientras van por la vida!

También es bueno poner atención a lo que bioquímicamente debemos hacer por nuestros organismos. Estamos hechos del polvo de la tierra; *somos* el polvo de la tierra. La tierra y sus elementos químicos son los constituyentes de nuestro cuerpo. Vivimos de la tierra: de lo que hay sobre ella y por encima y por dentro. Tenemos que vivir con la madre Tierra. Conozcámosla bien. Todos los alimentos que comemos provienen de los elementos bioquímicos de la tierra. No comemos la tierra misma; pero sí la consumimos transmutada en verduras, frutas y demás.

EL JARDÍN BIOQUÍMICO

Los diferentes alimentos contienen diversos elementos y obran asimismo distintos efectos en el organismo. Los alimentos de color rojo son estimulantes arteriales que dan calor al cuerpo. Los alimentos amarillos son laxantes. La naturaleza los ha conjuntado en la forma de un jardín bioquímico de manera que podamos gozar en nuestra mesa de todas estas maravillas de la creación. Más adelante los introduciré a lo que llamo ¡la fiesta de Dios en el color! Gocemos no sólo de la apreciación estética del colorido, sino también del más adecuado equilibrio bioquímico cuando comamos la ensalada Arco Iris.

Podríamos dedicar horas y horas, página tras página, diciendo a ustedes lo que, desde el punto de vista de la lógica y la razón, es preciso hacer para colocarlos en el camino de la correcta ejecución de las cosas. Pero tenemos que ir de prisa: la vida es tan corta que nos impone ser capaces de depender de lo que nos ofrecen otros que han buscado y encontrado una manera más feliz y saludable de vivir. Yo estoy seguro, y en ello apostaría mi propia vida, de que lo que les ofrezco en *Mi sistema naturista,* si se sigue verdaderamente, les traerá mejor salud que la que hayan tenido en cualquier tiempo, salvo, por supuesto, si ya están ustedes viviendo de acuerdo con algún programa de este tipo.

Podemos aprender más y más sobre cada uno de los campos tratados en *Mi sistema naturista* y avanzar así en cualquier dirección que deseemos. Yo he escrito muchos libros que tratan los temas con mayor amplitud, y además hay centenares de autores que han escrito otros centenares de libros sobre temas útiles relativos a la salud. Existen muchos libros que podrán satisfacer a su propio temperamento y que ustedes deben investigar a fin de descubrir lo que este mundo les ofrece, si es que están interesados. Todos debiéramos dedicar cuando menos una hora cada semana para elevar nuestra mente hacia el logro de la mejor salud posible para nuestro cuerpo en el mundo particular en que vivimos.

Mi sistema naturista es impersonal. Es un programa que podríamos llamar un "departamento de salud" para acrecentar nuestro bienestar. Aquí no vamos tras de una curación determinada. No vamos a la carrera tratando de librarnos de algún mal. Lo que hacemos es trabajar con los elementos constructivos adecuados para rehacernos a nosotros mismos como seres saludables y vibrantes.

No aguarden a que la desesperación los guíe hacia la inspiración. La prevención anticipada de los males es el más sabio de los senderos por seguir.

Yo sólo les estoy mostrando aquí esos elementos constructivos. Ustedes pueden seleccionar los que deseen utilizar. Han probado ser valiosos para otras personas y también lo serán para ustedes.

El cuestionario en el siguiente capítulo está formado por esos elementos constructivos para una salud más plena. Su salud es valiosa. Impidan ustedes que escape de su vida.

2. Cuestionario cotidiano para la autoverificación de su progreso personal

¿Está usted vivo o muerto? ¡Lo queremos vivo! Al aplicar el cuestionario cotidiano que sigue, si es usted un buen estudiante de la salud, su resultado total diario deberá exceder de 80%.

El cuestionario, que indicará si usted está realmente vivo o medio muerto, ha sido planeado para que usted mismo verifique qué porcentaje de vida correcta está llevando, a fin de prevenir enfermedades y conservar en grado excelente su salud. Se han enumerado cien requisitos que es absolutamente necesario considerar *día con día*. Tales requisitos han sido enlistados en tres categorías: dieta, ejercicio y desarrollo del ser interno.

No se trata simplemente de repasar el cuestionario al buen tuntún; se requiere aplicación, esfuerzo constante y dedicación fidedigna para lograr cambios en nuestro modo de vida. Es sólo a través del esfuerzo consciente y del franco reconocimiento de nuestra situación que podremos percatarnos de cuanto nos rodea y del modo de aprovechar todo ello en nuestro beneficio.

Los puntos se ganan cada vez que se satisface un requisito. Desde luego, quien los satisfaga todos tendrá un resultado de 100%, es decir, ¡perfecto!

Al fin de la categoría I, "Dieta", subtotalice sus aciertos (+) y multiplíquelos por 2 para obtener su resultado parcial correspondiente a esta parte de la prueba.

Al fin de la categoría II, "Ejercicio", subtotalice sus aciertos y multiplique por 4 hasta obtener el resultado parcial correspondiente.

Al fin de la categoría III, "Desarrollo del ser interno", de nuevo subtotalice sus aciertos y multiplique por 4.

Después súmese los subtotales (puntos, no porcentajes) para las tres categorías y se obtendrá el porcentaje total general correspondiente al día de la prueba. Al final de la semana, promédiese los porcentajes diarios y se obtendrá el porcentaje semanal. Al final del mes promédiese nuevamente los porcentajes diarios y se obtendrá el porcentaje mensual. Luego promédiese los porcentajes mensuales y se obtendrá el porcentaje anual.

Comenzando por el porcentaje diario, ustedes deberán esforzarse por lograr un resultado de aciertos de +85%. Me doy cuenta de que les será imposible lograr 100% todos los días; pero en tanto sea más alto su porcentaje, mejor será su salud. Para estar bien no es necesario ser un superhombre; pero ayuda el procurarlo. El éxito se compone del grado máximo posible de persistencia y esfuerzo; y, por supuesto, el fracaso resulta del mínimo de persistencia y esfuerzo.

El ser "demasiado humanos" y ejecutar muchas cosas que destruyen nuestra salud determina en sí la decadencia. Cuando el esfuerzo hacia el lado positivo de la vida parezca ser un tanto difícil, quizá tengamos en veces que detenernos a pensar: "¿Me propongo progresar hacia la vida o declinar hacia la muerte?" Se nos ha concedido libre albedrío para hacer con nuestro organismo lo que individualmente nos plazca.

Como un recordatorio de las cosas positivas que se deben incluir diariamente, revísese el capítulo 14, que ofrece los 151 consejos sobre la salud que deben tenerse presentes. Léase diariamente durante una semana esos 151 puntos, con el fin de familiarizarse con ellos. Investíguese que tan buen procurador de su propia salud es cada uno de ustedes. Por supuesto, no se trata de absorberse en el cuidado de la salud día y noche. La salud no lo es todo; sin embargo, debemos tener presente también que sin ella todo lo demás es nada. Si ustedes disfrutan de salud en los tres aspectos de su vida: mental, físico y espiritual, descubrirán que pueden ir a cualquier parte del mundo y triunfar.

Si ustedes cultivan algunos otros buenos hábitos que no estén listados en el cuestionario, considérenlos puntos adicionales y súmenlos al final del cuestionario, un punto por cada buen hábito que hayan establecido. Nuestro cuestionario es solamente un esquema orientador, un principio para quienes deseen autodisciplinarse y convertir su propio mundo en un mundo de felicidad, salud y buena vida.

Porcentajes para la puntuación

Superior	96 - 100%
Excelente	91 - 95%
Muy bueno	86 - 90%
Bueno	80 - 85%
¡Siga esforzándose!	50 - 79%
¿Se pasa usted la vida en consultorios médicos?	25 - 49%
¿Está usted vivo todavía?	0 - 24%

CUESTIONARIO DE SALUD DEL DOCTOR JENSEN
UNA GRÁFICA DE SU PROPIA VIDA
CIEN ACCIONES PUEDEN HACERSE MEJOR

¿Están ustedes agregando años a su vida, o sustrayéndolos? El resultado debe exceder de +85% para estar bien o mejorar en su salud. (Cada pregunta representa un punto en la evaluación.)

I. DIETA

Requisitos a considerar diariamente	Puntuación	
Ingiero una proteína no vegetariana o dos proteínas vegetarianas al día.	+ 1	. . . .
Ingiero una buena fuente de almidón al día en la forma de cereal (al vapor o cocinado a baja temperatura), de los que no forman		

Requisitos a considerar diariamente	Puntuación
catarros, como el mijo, el centeno, el arroz moreno o el maíz amarillo.	+ 1 . . . . .
Me nutro con seis verduras al día: dos verdes, dos amarillas, dos de otros colores.	+ 1 . . . . .
Como dos frutas al día: una fresca, otra seca.	+ 1 . . . . .
Ingiero alimentos naturales (el 50-60% deben ser crudos).	+ 1 . . . . .
El 80% de mis alimentos son alcalinos (dos frutas, seis verduras).	+ 1 . . . . .
El 20% de mis alimentos son formadores de ácidos (un almidón, una proteína).	+ 1 . . . . .
Tomo diariamente un jugo de verduras y un jugo de frutas (preferiblemente frescos).	+ 1 . . . . .
Tomo mis alimentos guisados, asados u horneados; pero no fritos.	+ 1 . . . . .
No utilizo aceites para cocinar, ni siquiera buenos aceites calentados.	+ 1 . . . . .
Uso sólo utensilios de cocina de bajo calor y acero inoxidable.	+ 1 . . . . .
Tomo diariamente germinados de alfalfa u otros.	+ 1 . . . . .
Si el médico los ha recomendado, utilizo suplementos en mis alimentos diarios, preferiblemente por la mañana (semilla de linaza, germen de trigo, cutícula de arroz, tabletas de rodimenia (algas rojas), semillas de sásamo o girasol).	+ 1 . . . . .

Requisitos a considerar diariamente	Puntuación
No utilizo sal (la reemplazo con sazonadores a base de verduras, caldo de verduras pulverizado u ocasionalmente sal marina evaporada).	+ 1 .....
Bebo diariamente tés de hierbas (dos tazas para uso terapéutico).	+ 1 .....
No bebo ácido tánico (té o café).	+ 1 .....
No ingiero cereales de los que forman catarros, tales como trigo y avena, o bien los tomo en la forma mínima en que se me haya indicado.	+ 1 .....
No como lechuga de cabeza, sólo de hoja.	+ 1 .....
No ingiero frutas cítricas, salvo ocasionalmente, en secciones (y maduradas en los propios árboles).	+ 1 .....
Como diariamente una variedad bien equilibrada de alimentos.	+ 1 .....
Evito el exceso en cada una de mis comidas.	+ 1 .....
Tomo dos vasos de agua antes del desayuno, uno de ellos con una cucharadita de clorofila líquida.	+ 1 .....
Separo en cada comida los almidones y las proteínas, tomando sólo uno de ellos al medio día y otro en la noche.	+ 1 .....
No tomo bebidas alcohólicas.	+ 1 .....
No consumo tabaco en forma alguna.	+ 1 .....
No como pan ni productos de panadería.	+ 1 .....

Requisitos a considerar diariamente	Puntuación	
No como dulces ni refrescos comerciales (ni siquiera los llamados dietéticos).	+ 1	.....
No como azúcar blanca, ni en mis alimentos ni sobre ellos.	+ 1	.....
Al cocinar no utilizo harina blanca desvitalizada.	+ 1	.....
No utilizo pimienta negra en mis alimentos. (Se puede utilizar únicamente pimentón de Cayena.)	+ 1	.....
Bebo sólo poca leche pasterizada de vaca.	+ 1	.....
Bebo leche de soya o leche de nueces (no forma catarros).	+ 1	.....
Bebo sólo productos de lechería crudos (leche, leche cuajada, kéfir, queso, mantequilla, crema).	+ 1	.....
Ingiero comida recién preparada (no enlatada).	+ 1	.....
No tomo alimentos comercialmente desvitalizados (procesados, con aditivos o preservativos).	+ 1	.....
No bebo agua con las comidas, sino una hora antes o dos después.	+ 1	.....
No tomo bebidas heladas.	+ 1	.....
Como al medio día una ensalada mixta de verduras.	+ 1	.....
En la noche tomo una ensalada mixta (Arco Iris).	+ 1	.....

Requisitos a considerar diariamente	Puntuación	
Ocasionalmente tomo fruta fresca en el desayuno, a las 3 p.m. o a la hora de la cena	+ 1	. . . . .
Tomo refrigerios de jugos de verduras y frutas, o bien frutas y verduras enteras.	+ 1	. . . . .
Mastico completamente los alimentos antes de tragarlos.	+ 1	. . . . .
Ingiero nueces y semillas en forma de mantequillas (crudas y sin salar).	+ 1	. . . . .
Como nueces previamente remojadas durante toda la noche en jugo de manzana o piña.	+ 1	. . . . .
Sólo como cuando siento verdaderamente mucho apetito.	+ 1	. . . . .
No consumo más de dos postres a la semana.	+ 1	. . . . .
Nunca dejo insatisfecho mi apetito.	+ 1	. . . . .
Bebo suficiente agua pura de manantial.	+ 1	. . . . .
Tomo suplementos vitamínicos o minerales.	+ 1	. . . . .
Establezco un programa equilibrado de tres comidas al día, de acuerdo con los principios anteriores.	+ 1	. . . . .
I. *Dieta*. Subtotal en puntos		. . . . .

(Trasládese el subtotal en puntos al resumen de las tres categorías.) Multiplíquese este subtotal por 2 para obtener el porcentaje correspondiente a la categoría i. (Ejemplo: 40 puntos × 2 = 80%.)

Nota: Para indicar progreso hacia la salud, la puntuación mínima deberá ser de +40, equivalente a 80% en la sección dietética.

II. Ejercicio

(La circulación se estimula por medio del ejercicio)

Requisitos a considerar diariamente	Puntuación	
Cepillo mi piel con un cepillo de cerdas naturales antes del baño o ducha, o antes de vestirme por la mañana.	+ 1	. . . . .
Practico ejercicios en la tabla inclinada durante diez minutos o bien en la forma indicada por el médico.	+ 1	. . . . .
Antes de la cena o al retirarme a dormir descanso unos minutos sobre la tabla inclinada.	+ 1	. . . . .
Practico ejercicios vigorosos hasta entrar en calor o sudar.	+ 1	. . . . .
Hago ejercicio durante 10, 15 o 20 minutos por la mañana, para aumentar la circulación.	+ 1	. . . . .
Me tomo un "descanso forzoso" (10 minutos todos los días a las tres de la tarde).	+ 1	. . . . .
Hago diariamente paseos al aire libre.	+ 1	. . . . .
Practico diariamente los ejercicios "figura de ocho".	+ 1	. . . . .
Practico además baile, yoga o cualquier otra forma de ejercicio de mi preferencia.	+ 1	. . . . .
Me preocupo diariamente por mejorar mi postura corporal.	+ 1	. . . . .
Tomo duchas tibias que termino con agua fría hasta que mi respiración se acelera.	+ 1	. . . . .
Duermo en habitación bien ventilada con circulación de aire fresco, pero no húmedo.	+ 1	. . . . .

Requisitos a considerar diariamente	Puntuación
Como parte de mi programa de ejercicios, camino diariamente 10 minutos sobre el césped y la arena.	+ 1 . . . . .
Practico ejercicios de respiración profunda y respiración "como olfateando".	+ 1 . . . . .
Permanezco al aire libre por una hora diaria, con 15 minutos al Sol.	+ 1 . . . . .
Practico cinco minutos de ejercicio a las 10 a.m. y/o a las 3 p.m.	+ 1 . . . . .
Gozo diariamente de relajación o de algo de música.	+ 1 . . . . .
Utilizo vestuario de algodón, en vez de fibras sintéticas como el nailon.	+ 1 . . . . .
Mi vestuario es confortable y pleno de colorido.	+ 1 . . . . .
Tengo algún pasatiempo agradable y lo practico diariamente.	+ 1 . . . . .
Trabajo durante ocho horas al día.	+ 1 . . . . .
Juego durante ocho horas al día.	+ 1 . . . . .
Descanso durante ocho horas al día.	+ 1 . . . . .
Me dedico una o más veces al día a la contemplación consciente de la belleza.	+ 1 . . . . .
No cruzo las piernas cuando estoy sentado.	+ 1 . . . . .
II. *Ejercicio*. Subtotal en puntos	. . . . .

(Trasládese el subtotal en puntos al resumen de las tres categorías.) Multiplíquese este subtotal por 4 para obtener el porcentaje correspondiente a la categoría II. (Ejemplo: 20 puntos × 4 = 80%.)

NOTA: Para indicar progreso hacia la salud, la puntuación mínima deberá ser de +20, equivalente a 80% en la sección de ejercicio.

III. DESARROLLO DEL SER INTERNO

(Categoría mental y espiritual)

Preguntas a responder diariamente	Puntuación	
¿He estudiado algo útil por lo menos durante 10 minutos al día?	+ 1	. . . . .
¿He hecho hoy algún favor inesperado a otra persona?	+ 1	. . . . .
¿Me he esforzado por corregir hoy alguna costumbre emocional?	+ 1	. . . . .
¿He evitado la preocupación excesiva el día de hoy?	+ 1	. . . . .
¿He servido bien a alguien el día de hoy?	+ 1	. . . . .
¿He hecho que hoy alguien sonría o ría francamente?	+ 1	. . . . .
¿He hecho feliz a alguien el día de hoy?	+ 1	. . . . .
¿He procurado mi felicidad personal el día de hoy?	+ 1	. . . . .
¿He pensado hoy que mi mejor amigo soy yo mismo?	+ 1	. . . . .
¿Me he sentido el día de hoy agradecido por lo que tengo?	+ 1	. . . . .

Preguntas a responder diariamente	Puntuación	
¿Estoy agradecido el día de hoy por lo que tendré en el futuro como resultado de mi propio esfuerzo?	+ 1	. . . . .
¿He cultivado pensamientos de amor el día de hoy (para mi propio beneficio)?	+ 1	. . . .
¿Me he vinculado con alguien que me ame?	+ 1	. . . .
¿He pensado conscientemente hoy en cambiar yo mismo, o cambiar mi ambiente?	+ 1	. . . . .
¿Me he tomado un momento para estar tranquilo, alegre y contento?	+ 1	. . . . .
¿Me he percatado y he logrado cambiar emociones, pensamientos y acciones negativos?	+ 1	. . . .
¿Me he dado tiempo para ser alegre, placentero, positivo y pacífico?	+ 1	. . . .
¿Me he reído francamente el día de hoy?	+ 1	. . . .
¿Mi trabajo de hoy ha sido variado para evitar la monotonía?	+ 1	. . . .
¿Ha sido mi trabajo totalmente cerebral el día de hoy (evitando el equilibrio)?	+ 1	. . . .
¿He evitado consumir mi vitalidad en situaciones infelices?	+ 1	. . . .
¿He sentido haber elevado mi conciencia hacia una más alta forma de vida?	+ 1	. . . .
¿He permitido que hoy la gente viva sus propias ocurrencias sin interferir yo en ellas?	+ 1	. . . .
¿He evitado el día de hoy situaciones de murmuración, odio y celos?	+ 1	. . . .

Preguntas a responder diariamente	*Puntua-ción*
¿He reservado tiempo para la quietud y la meditación?	+1 . . . . .
III. *Desarrollo del ser interno.* Subtotal en puntos	. . . . .

> (Trasládese el subtotal en puntos al resumen de las tres categorías.) Multiplíquese este subtotal por 4 para obtener el porcentaje correspondiente a la categoría III. (Ejemplo: 20 puntos × 4 = 80%.)
>
> NOTA: Para indicar progreso hacia la salud, la puntuación mínima deberá ser +20, equivalente a 80% en la sección mental y espiritual.

RESUMEN DE LAS TRES CATEGORÍAS

I. *Dieta*	Subtotal en puntos	. . . . .
II. *Ejercicio*	Subtotal en puntos	. . . . .
III. *Desarrollo del ser interno*	Subtotal en puntos	. . . . .
	TOTAL	. . . . .

> MI ÉXITO ESTE DÍA FUE +———% (Éste es a la vez el total de puntos y el porcentaje, puesto que hay cien requisitos en las tres categorías y el éxito completo representaría 100%, lo que indicaría que se han satisfecho los cien requisitos.)
>
> PROMEDIO DIARIO ———%

Puntos adicionales: ¿He pronunciado el día de hoy estas diez palabras con el propósito de mejorar mi vida?: ¡AMOR!, ¡ARMONÍA!, ¡MARAVILLOSO!, ¡AGRADECIDO!, ¡HERMOSO!, ¡BENDITO!, ¡GRACIAS!, ¡ALEGRÍA!, ¡FELICIDAD!, ¡ENTEREZA!

OTRAS ORIENTACIONES EN SU VIDA PERSONAL

Manténganse conscientemente una visión panorámica de la propia vida. Recorran día con día el cuestionario anterior. Tomen nota de algo que hayan olvidado e inclúyanlo en su programa: comer a tiempo, esforzarse por un programa diario de limpieza, ejercicios, nuevas directivas de pensamiento, etcétera. Pronto estas nuevas orientaciones se convertirán en hábitos: buenos hábitos.

Adicionalmente a su programa diario, principien a pensar en términos de sus actividades semanales, mensuales, trimestrales y anuales. En seguida se dan unas cuantas sugerencias para ponerlos sobre la pista. Posteriormente ustedes podrán improvisar para incluir aquello que mejor convenga a su vida individual.

Semanalmente. Desde el punto de vista semanal, trabajaremos para contrarrestar cualesquiera extremos que se hayan colado inadvertidamente en el programa diario. Revisen hacia atrás varias semanas para ver si algún día se han salido de lo programado. Y hasta podría ser buena idea tomar nota de cuál o cuáles han sido dichos días. Así podrán descubrir si existe una cierta tendencia a que tales o cuáles días sean débiles en cuanto a la programación de su vida. En el caso de haber incurrido en gula, consideren la conveniencia de asignar un día de la próxima semana para someterse a un ayuno a base de jugos. Si alguna vez no pudieron evitar el desvelarse, consideren la conveniencia de asignar algún día de la próxima semana para tomar unas cuantas horas adicionales de sueño y descanso. Planeen sus fines de semana para compensar las infracciones que se hayan cometido durante la semana. Mientras estemos replanificando nuestra vida, el visitar con demasiada frecuencia a parientes o personas cuyos hábitos de alimentación no son los que nos hemos propuesto es algo que debe considerarse y corregirse cuando estemos ante nuestro programa semanal.

La mayoría de nosotros nos dedicamos a nuestro trabajo durante los días hábiles, y luego dedicamos los fines de semana a otras actividades que nos dejan exhaustos... y esto todos los fines de semana. Tenemos que darnos cuenta de que en cada semana debe haber un día de descanso. Los profetas de la antigüedad nos han venido diciendo esto desde hace cincuenta siglos; pero nosotros seguimos pasando por alto el consejo.

Por "día de descanso" no se indica necesariamente que nos metamos a la cama sepultándonos bajo los cobertores; pero sí se indica un cambio de rutina y actividad descansadora y calmante, dedicándonos a alguna cosa que nos sea placentero realizar. Puede ser el trabajar en nuestro pasatiempo favorito; visitar a alguien a quien queremos llevar alegría; visitar algún lugar poco común que hayamos deseado ver, como el zoológico, una función especial de teatro, un concierto, un baile semanal o algo que a alguien o a nosotros mismos nos haga felices. Debemos seleccionar esta actividad como algo cuyo gusto ha de perdurar por los cuatro o cinco días siguientes o, mejor aún, la semana entera. El criterio para la selección de dicha actividad debe ser el preguntarnos: "¿Nos dejará esta actividad un recuerdo grato que se prolongue hasta los días por venir?"

Mensualmente. Para esto una agenda de las que muestran todo el mes en la misma página probará ser de valiosa ayuda en su vida. Al final del mes, siéntense tranquilos cuando no haya probabilidades de que sean interrumpidos, y consideren cuidadosamente su vida durante el mes, y la forma en que han distribuido su tiempo. ¿Nos hemos excedido en alguna de las actividades que hacemos día tras día o semana tras semana? ¿Nos hemos excedido con alguna particular periodicidad? ¿En qué días sí hemos sido capaces de seguir fielmente nuestros nuevos planes? ¿Hay algún día particular que nos echa por tierra todo el trabajo de la semana? Si encuentran algunos días difíciles durante la semana, o alguna semana problemática a lo largo del mes, entonces tendrán que hacer especiales esfuerzos para planear con mayor cautela esos días o esa semana, cuidándose de programar para ellos algo que de veras les agrade y al mismo tiempo que sea benéfico. Hagan planes para preparar una cena especialmente rica y nutritiva, con hermosos y atractivos arreglos de mesa. En Japón y en general en todo el Lejano Oriente, la atmósfera del comedor y el arreglo de las viandas en los platos, los diferentes colores de las comidas y demás, son tan importantes como el mismo acto de comer. La comida buena y nutritiva no tiene que ser una tarea fastidiosa, especialmente cuando en el jardín de la naturaleza se nos ha dado todo un arco iris en los productos con que podemos preparar los más deliciosos platillos.

Durante la revisión mensual de su vida y actividades, den consideración a los cambios que haya que hacer para el mes siguiente, tales como evitar a las personas que les molestan y que terminan por ponerlos a ustedes desalentados y nerviosos o emocionalmente apáticos. Algunas veces tendremos que hacer esfuerzos extraordinarios para encontrar compañeros cuya presencia nos deje un espíritu exaltado y placentero. Otras veces tendremos incluso que cambiar nuestro trabajo o profesión.

Cambien ustedes su programa de vida de manera que puedan incluir en ellos ese pasatiempo o expresión creativa que siempre han deseado cultivar pero que las circunstancias los han obligado a pasar por alto.

Sitúense ustedes mismos en su lugar cuestionándose de la siguiente manera:

"¿He encontrado este mes a alguien que haya contribuido en algo a mejorar mi vida? ¿He contribuido yo, durante este mes, a mejorar en algo la vida de alguna otra persona? ¿Mejoraría mi vida si noche a noche me fuese a la cama siquiera 15 o 20 minutos antes que a la hora en que lo he venido haciendo? Al considerar el tiempo perdido en idas y venidas durante el mes, ¿me parece que las actividades que ejecuto en el exterior requieren demasiado de mi tiempo? ¿Estoy equilibrando mi vida suficientemente bien en lo que respecta a mis actividades sociales? ¿He perdido, debido a mi actuar irreflexivo, la mayor parte del beneficio que hubiese podido lograr durante el mes? ¿He mantenido durante este mes un justo equilibrio entre lo físico, lo mental y lo espiritual?"

Trimestralmente. Mejor que dedicarse a pensar que ha llegado la época de pagar los impuestos, dense cuenta que también ha llegado ya sea la primavera, el verano, el otoño o el invierno. Las estaciones del año cambian y los alimentos también deben cambiar más o menos cada tres meses. Tomen conciencia de estos cambios y vean cómo en los mercados aparecen los nuevos alimentos, propios de cada estación. La naturaleza efectúa cambios visibles cada tres meses y, como lo he venido diciendo a mis pacientes muchas, muchas veces a lo largo de los años: "¡Ahora estamos mejor!" Observando las páginas de su agenda que corresponden a los tres últimos meses, planeen en una página adicional su rumbo, su bitácora para los tres que vienen. Consideren también las actividades al aire libre que sean apropiadas para la próxima estación. ¿Han participado ustedes en estos cambios, o han dejado que las estaciones pasen sin siquiera darse cuenta de cuánto ha cambiado a nuestro alrededor?

Anualmente. Al ir pasando las estaciones vamos acumulando nuevas reservas de energía en nuestro cuerpo, y si podemos observar este proceso dándonos cuenta cuidadosa y consciente del mismo, nos percataremos de que en efecto al final del año hemos acopiado las reservas que las cuatro estaciones nos han brindado al pasar: es hacia el final del año que comenzaremos a sentirnos bien debido a tales energías almacenadas en nuestro organismo.

Una vez al año debiéramos pensar también en visitar a nuestros más caros y viejos amigos y parientes que tanto han hecho por nosotros en el pasado. Es cuando viene la Navidad; es cuando principia el Año Nuevo. Debemos comenzar con renovados pensamientos, con una plana limpia y el propósito de ser mejores aún que durante el año que ha pasado. Muéstrense agradecidos, expresen sus agradecimientos y encontrarán que el año que se estrena viene lleno de nuevos y maravillosos retos para su creatividad e inventiva. Descubrirán que sus intereses están creciendo en cantidad y en calidad; pero no olviden que, por sobre todas las cosas, deberán equilibrar los sucesos del año que viene con sus pensamientos y acciones durante el año que ha pasado.

Para tener las cosas claras en la mente será bueno que consideremos nuestras finanzas personales y lo que hemos hecho de ellas durante el año que ha terminado. ¿Hemos avanzado? ¿Hemos retrocedido? ¿Seguimos como estábamos? ¿Necesitamos del consejo especial de quienes son más aptos que nosotros en el manejo de las cosas materiales del mundo que nos rodea?

Cuando menos una vez al año debiéramos hacernos un examen médico y retar al doctor para que encuentre de veras lo que ande mal en nuestro cuerpo. Visiten también a su dentista cuando menos una vez al año (y hay muchos entre ellos que recomiendan que se los visite cada seis meses). Procúrense un buen dentista que demuestre interés por su dieta e higiene personal en casa; y procúrense también un buen médico que realmente quiera conservarlos sanos y que esté interesado en la medicina preventiva. Yo creo que sí existen personas tan saludables que no necesitan ver al médico; pero por otra parte también es cierto que sólo los médicos cuentan con la preparación necesaria para verificar la realidad de nuestro nivel de salud resultante de nuestras acciones durante el año. Y es que son ellos quienes pueden ordenar los necesarios análisis de sangre, vitaminas, minerales, etcétera, e interpretarlos correctamente. Con la información que ellos nos den podremos determinar si son precisos nuevos cambios en nuestro programa de salud.

Jamás tengan miedo al examen médico. Existen algunos procedimientos de examen que sí son inconvenientes para la salud; pero en general la mayoría sirve para determinar varios aspectos funcionales del organismo cuyo conocimiento resultará muy útil para nosotros.

Hoy es posible hacer muchas pruebas de laboratorio que puedan indicarnos si existe mal funcionamiento en alguno de nuestros órganos. La escasa actividad en algunos de los órganos es precisamente lo que nos proponemos volver a la normalidad. Por ejemplo, debiéramos estar siempre interesados en la prueba conocida como potasio-sangre-yodo, que nos informa cuál es la condición funcional de la glándula tiroides. Si la tiroides no está bien, probablemente tendremos que agregar a nuestra dieta ciertas vitaminas y minerales con el fin de traerla nuevamente a la normalidad. Debemos ir aún más allá y adoptar el punto de vista holista: si estamos deteriorando la tiroides a través de una excesiva tensión emocional, tendremos que aprender cómo normalizar toda nuestra conducta emotiva, tendremos que enderezar nuestro modo de ver la vida, nuestra actitud ante el trabajo que desempeñamos, etcétera. (El desempeño de un trabajo que nos es odioso podría causar disturbios funcionales en la tiroides.) Los pleitos y discusiones maritales pueden también alterar las funciones de la tiroides. Una vida carente de cariño puede asimismo ser lesiva para la tiroides. Una persona que no es feliz es probable que tenga dificultades con su tiroides. ¡Tenemos tantas cosas en qué pensar además de la comida!

Y lo mismo es cierto en relación con los riñones. Un análisis general de orina es algo siempre procedente, y una de las cosas que se suelen pasar por alto en este análisis es la titulación del indicán, que nos informa si existe mal funcionamiento en el área intestinal. Esta titulación es comúnmente omitida en el análisis general de orina pero, en mi concepto, es muy importante. Como resultado del deterioro funcional del sistema nervioso podemos producir más ácido fosfórico en nuestro cuerpo que la cantidad que podremos neutralizar bebiendo cuantos caldos alcalinos pudiéramos alojar en el estómago. Es importante saber cómo alimentar al sistema nervioso, cómo cuidar adecuadamente de él en todas las posibles circunstancias. ¿Cómo resuelven ustedes sus problemas?

Éstas son cosas en las que tenemos que pensar. El secreto para recuperar la salud estriba en contener su deterioro.

Hay unas cuantas pruebas sobre las que creo que la gente debiera saber más. Yo siempre sugiero a toda persona que obtenga para sí un buen panel de pruebas llamado SMA 23 o 25 (en EU), cuyos resultados le indicarán si hay condiciones normales en la actividad de su organismo. En estas pruebas de laboratorio hemos de investigar siempre el colesterol y los triglicéridos. Será bueno investigar cuál es el nivel de ácido clorhídrico. Lo más útil de estas pruebas es el asegurarnos de que guardamos el mejor estado de salud posible. Hacemos esto con el fin de prevenir las enfermedades. Debemos acudir al médico para que nos conserve en buena salud y podamos así tener confianza de que no estamos dando ocasión a dificultades como resultado de nuestros hábitos. Una biometría hemática completa siempre es necesaria. Debemos saber si la médula ósea está contribuyendo al desarrollo de nuevos glóbulos rojos para sustituir a los viejos que mueren cada treinta días. Debemos saber si existe alguna infección en nuestro cuerpo, lo que se determina por el número de glóbulos blancos que la prueba indique, es decir, por el recuento de glóbulos blancos.

También debemos saber sobre la cantidad de nutrimento que llega al interior de cada célula. Lo primero que se debe considerar en todo caso es la condición intestinal. Hemos descubierto que ésta puede ser la causa de muchos otros síntomas y problemas que tal vez estemos tratando de curar sin resultados. Siempre es necesario investigar la causa de las dificultades. Aunque no somos particularmente partidarios de los rayos x, hay ocasiones en que debemos someternos a ellos con el fin de determinar algún estado morboso y corregirlo adecuadamente.

Si algo resulta mal en el examen médico, investíguese antes si no sería posible corregirlo por medio de los procesos del vivir natural, o en otras palabras, por el camino de la nutrición y el uso adecuado de tratamientos naturales. Hay un programa natural que puede ser aplicado para cambiar cualquier condición que aparezca mal en el examen médico.

Si el examen médico indica que se necesita una operación quirúrgica, puede que esto sea verdad; pero siempre será conveniente obtener una segunda opinión al respecto. Nosotros hemos descubierto que hay muchas operaciones que pudieron haberse evitado si a tiempo hubiésemos comenzado a vivir de acuerdo con un programa de salud preventiva. Éste es el valor de *Mi sistema naturista:* el ponerlos en camino de prevenir aquellos problemas de salud que. pudieron resultar como consecuencia de sus hábitos de vida. Si existe la menor probabilidad de que una operación pueda evitarse, lo mejor es intentar antes todo recurso alterno tendiente a ello. El mejor plan es corregir nuestro modo de vivir de manera que jamás necesitemos de las operaciones quirúrgicas.

3. *Los ejercicios clave de* Mi sistema naturista

LOS TALONES MÁS ALTOS QUE LA CABEZA,
EJERCICIOS EN LA TABLA INCLINADA

La tabla inclinada es una de las mejores y más sencillas piezas de equipo para ejercicios físicos que pueden ayudarnos en el caso de la existencia de divertículos (abolsamientos intestinales) y órganos en estado de prolapso (fuera de lugar). Por este medio (al hacer que la sangre vuelva a fluir convenientemente hacia la cabeza) se puede remediar cualquier condición morbosa resultante de la gravedad, las presiones o los esfuerzos indebidos a que puede dar lugar la vida diaria: abolsamientos y englobamientos intestinales, colon transverso caído, vejez, anemia cerebral, venas varicosas, hemorroides, etcétera. La tabla inclinada nos ayuda a compensar los efectos de la atracción gravitacional sobre los varios órganos del cuerpo.

Nota importante: Hay personas que no deben usar la tabla inclinada. Cualquier persona que sufra males degenerativos con tendencia a sangrar deberá evitar el empleo de la tabla inclinada, que está contraindicada en los casos de hemorragia interna, presión sanguínea elevada, obesidad extrema y tendencia al desmayo cuando la cabeza queda más abajo que el resto del cuerpo. Si existiera la menor duda sobre la conveniencia del uso de la tabla inclinada en su caso particular, consulte a su médico y pregúntele además sobre cualquier otro tipo de ejercicio que usted desee incluir en su programa diario.

Los siguientes son ejercicios [1] especialmente planeados para ser practicados por aquellos a quienes sí se puede recomendar el uso de la tabla inclinada.

[1] Al practicar cualquier clase de ejercicios físicos, una manera de "aligerar el trabajo" es escuchar simultáneamente música agradable, en particular el vals. Algunos experimentadores han descubierto que el ritmo

Para los siguientes ejercicios utilícense sujetadores de los tobillos. (Los números de los ejercicios corresponden con los de las ilustraciones.)

1. Acuéstese a todo lo largo sobre la tabla, permitiendo que la gravedad colabore para que los órganos abdominales ocupen sus posiciones normales en el cuerpo. Para mejores resultados permanézcase en la tabla por lo menos durante diez minutos.

2. Mientras se está de espaldas sobre la tabla, estírese el abdomen llevando los brazos por encima de la cabeza unas diez o quince veces. Esto dilata los músculos abdominales y hace que todo el abdomen tienda a descender en dirección de los hombros.

3. Muévanse los órganos abdominales en la dirección de los hombros al mismo tiempo que se retiene el aliento. Sacúdanse los órganos elevando y contrayendo el abdomen unas diez o quince veces.

4. Inclínese el tronco a izquierda y derecha unas diez o quince veces por lado, al mismo tiempo que se palmea vigorosamente sobre la parte estirada del abdomen.

Si le resulta posible sin excesivo esfuerzo, válgase únicamente de los músculos abdominales para sentarse y volverse a acostar sobre la tabla durante unas tres o cuatro veces. Esto ha de hacerse únicamente si el médico lo ordena.

Para los siguientes ejercicios líbrese los pies de los sujetadores y manténgase sobre la tabla sujetándose de las asas laterales con las manos.

5. Flexiónense las rodillas de manera que las piernas queden a la altura de las caderas. En esta posición:

---

del vals: uno, dos, tres, pausa; uno, dos, tres, pausa, es el más próximo al ritmo cardiaco normal, y que de hecho se gana energía al escuchar el vals. (Otros ritmos, especialmente la música de *rock* pesado, aparentemente resultan a la larga en una pérdida de energía.)

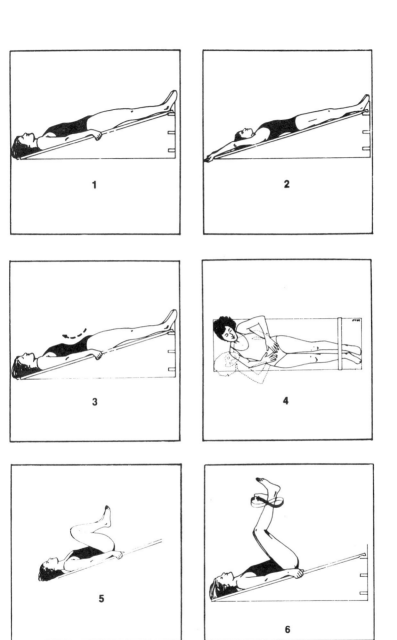

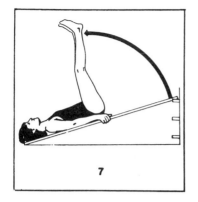
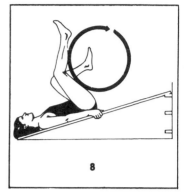

7

8

a) Vuélvase la cabeza de un lado al otro unas cinco o seis veces;

b) Levántese ligeramente la cabeza y gírese unas tres o cuatro veces.

6. Levántense las piernas hasta que se mantengan verticales y háganse girar hacia afuera de suerte que describan unos ocho o diez círculos. Después de una o dos semanas de práctica, auméntese hasta 25 los círculos descritos.

7. Elévense las piernas hasta que queden verticales, y luego bájense lentamente hasta descansarlas sobre la tabla. Repítase esta operación unas tres o cuatro veces.

8. Ejercítese con las piernas de unas 15 a 25 veces como si se pedalease una bicicleta en el aire.

Relájese y descanse durante diez minutos, permitiendo que la sangre circule por la cabeza.

Ejercicios describiendo el número 8

Al irse degradando el uso de las articulaciones, las personas pierden también flexibilidad, docilidad de movimientos y juventud, descubriendo que su actividad física se torna limitada y dolorosa. Sus músculos dejan de contraerse adecuadamente y la circulación sanguínea no llega como es debido a las articulaciones y otras partes del organismo. (Los números de los ejercicios corresponden con los de las ilustraciones.)

1. Ejercicio figurando "ochos" para las articulaciones de las rodillas. Muévanse las rodillas doblándolas ligeramente y figurando con cada una de ellas el número 8 en el aire unas diez veces en cada dirección. (Colóquense las manos sobre las rodillas si esto ayuda a conservar el equilibrio.) En este ejercicio para las rodillas se ponen en movimiento todos los lados de las articulaciones, cosa que normalmente no ocurre, conservándolas flexibles, dóciles y manejables.

2. Ejercicio figurando "ochos" para las articulaciones de las caderas. De pie y con los pies separados de 15 a 20 centímetros, imagínese en el suelo la figura del número 8 y uno mismo al centro de ella. Muévanse las caderas y los glúteos describiendo en el aire de seis a ocho "ochos" con tan amplio desarrollo como sea posible a la derecha y a la izquierda.

3. Ejercicio figurando "ochos" para las articulaciones de los hombros. Imagínese cada hombro al centro de un "8" también figurado y muévanse ambos describiendo las curvas del ocho imaginario unas diez veces en cada dirección, principiando con el hombro derecho y continuando con el izquierdo.

4. Ejercicio figurando "ochos" con el cuello. Este ejercicio es similar al de la antigua danza persa. Mírese fijamente hacia el frente, no hacia los lados. Desplácese la cabeza hacia la derecha describiendo un 8 como si éste se deslizara sobre el hombro. Este movimiento es muy diferente de los usuales en la vida diaria. Repítase sobre el hombro izquierdo. Asegúrense de que sus ojos miran siempre fijamente al frente.

5. Ejercicio especial figurando "ochos". Este buen ejercicio sigue los movimientos de uno. Fue utilizado por Fred Astaire, el bien conocido bailarín y actor. Él se traslada de un lado a otro durante sus sesiones de "calentamiento" y danza, al mismo tiempo que levanta un hombro y se yergue sobre los dedos de los pies siguiendo con su cuerpo al hombro elevado, con el cual describe uno de los círculos del 8. Después, en la medida que baja el otro hombro, levanta los brazos y traza en el aire el otro

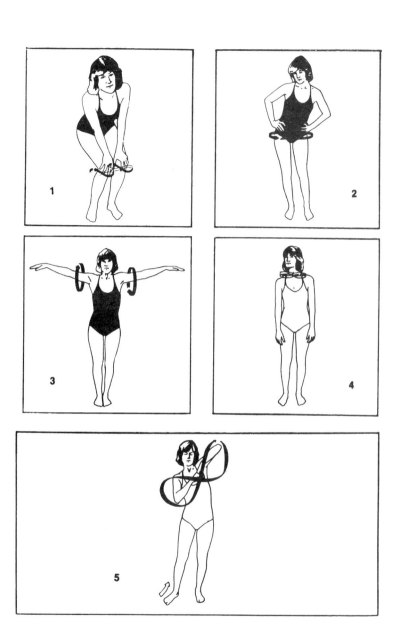

círculo de la figura. Al ir haciendo este ejercicio alarga la espina dorsal, luego se yergue y comprime los órganos en el otro lado. Después repítase este ejercicio en la dirección opuesta.

Por supuesto, aquí no nos hemos referido a muchas magníficas clases y variedades de otros ejercicios con los que nosotros contamos. El ejercicio llamado en inglés *jogging* (trote corto) es ahora muy popular; pero, con el fin de evitar problemas en las rodillas y las piernas, para practicarlo necesitamos contar con zapatos adecuados para esta clase de carrera. El baile es también muy bueno como ejercicio siempre que se evite la música de *rock* pesado, que desquicia los nervios. De hecho, casi todos los ejercicios físicos resultan más placenteros si se practican siguiendo algún ritmo musical.

Los deportes ocasionalmente practicados en equipo, como el softbol, el voleibol y el boliche son muy buenos, pero hay que evitar jugar en un equipo en el que algunos miembros estén en mucha mejor condición física porque, al tratar de estar a su altura, podríamos excedernos y esto resultaría en un esfuerzo contra la salud de nuestro cuerpo.

La yoga, los ejercicios de estiramiento y los de respiración son también magníficos. El principio fundamental es que el programa de ejercicios que se elija sea apropiado para quienes lo van a practicar.

4. Fundamento básico: eliminación de los depósitos de toxinas

EL CUIDADO de las vías de eliminación es uno de los aspectos más importantes que tenemos que considerar al reconstruir las defensas naturales del organismo. Uno de mis más grandes maestros, el doctor John H. Tilden, médico de Denver, Colorado, desarrolló el principio filosófico de que a fin de restablecer la salud del organismo las enfermedades han de tratarse por medio de la eliminación de las toxinas acumuladas en los tejidos, los órganos y los sistemas sanguíneo y linfático. Él creía que, más que buscar una curación para los males, lo que había que hacer era eliminar los aspectos negativos que los producen, sustituyéndolos con ideas constructivas e ideales capaces de engendrar el mejor estado de salud posible.

Yo creo que hay mucho de verdad en el pensamiento del doctor Tilden. La nutrición es importante, pero no lo es todo. La apropiada eliminación y el buen cuidado de los sistemas orgánicos encargados de ella son necesarios antes que el sistema digestivo pueda aprovechar de la mejor manera posible los alimentos que comemos. Si permitimos que en nuestro cuerpo se acumulen en exceso toxinas, contaminantes, sustancias químicas nocivas y productos de desecho, estaremos creando con ello un terreno de cultivo para las enfermedades y la degeneración de los tejidos. Todo buen programa para alcanzar la mejor salud posible requiere de poner gran atención a una adecuada eliminación.

La ciencia de la iridología ha demostrado que casi todos tenemos en nuestro organismo debilidades inherentes, y que es en estas áreas donde las toxinas tienden a acumularse produciendo condiciones que propician la eventual pérdida de la salud como resultado de infecciones, enfermedades u otras formas de anomalías en el organismo. Para algunos puede ser el sistema respiratorio; para otros pudiera ser los riñones, el hígado, la tiroides o el sistema de reproducción. A fin de evitar el depósito de toxinas tendremos que prestar a menudo cuidados especiales a aquellos sistemas que en nuestro cuerpo muestran debilidades inherentes, asegurándonos de que los sistemas eliminatorios estén cumpliendo sus funciones de la mejor manera posible. Por medio de la iridología encontramos que el intestino es, con frecuencia, el sistema más sobrecargado con acumulaciones tóxicas, y que al mismo tiempo es frecuentemente el canal de eliminación que más se descuida.

Los sistemas eliminatorios del organismo son el intestino, los riñones, los bronquios, la piel y el sistema linfático.

EL CUIDADO DE LOS ÓRGANOS DE ELIMINACIÓN

1. El intestino. Para sobreponernos a muchos problemas intestinales, es de magnífica ayuda el tomar cada mañana media taza de un cultivo de bacilos acidófilos. Existen personas alérgicas a la leche y los productos lácteos; en estos casos el cultivo de acidófilos deberá estar en una base de caldo, no de leche.

Enemas. Yo creo que el té de semilla de linaza es la mejor de las enemas. El doctor Max Gerson utilizaba la enema de café con gran éxito para el alivio de dolores. Él instruía a sus pacientes para que se aplicasen enemas de café tibio: una enema después de otra hasta que los dolores desapareciesen, aun cuando para ello tuvieran que despertar en la noche, una, dos, tres o cuatro veces hasta librarse del dolor y las evacuaciones orgánicas dolorosas. Las enemas de té de semilla de linaza parecen ser excelentes para la mayoría de las personas. En ocasiones hasta el agua puede resultar muy irritante para el colon.

La enema de semilla de linaza se prepara poniendo a hervir durante diez minutos un litro de agua en el que se haya vaciado una cucharada de semilla de linaza. Cuélese y déjese enfriar hasta la temperatura del cuerpo antes de utilizarlo.

Para conocer los muchos sistemas para la limpieza del tracto intestinal léase mi libro *La limpieza de los tejidos por medio del cuidado del intestino*. Existen muchos productos capaces de formar bolo, que son muy buenos para esta clase de limpieza.

2. Los riñones. Nosotros aconsejamos que se tomen antes del desayuno dos o tres vasos de agua, con una cucharadita de clorofila líquida en alguno de ellos. El cepillado de la piel ayuda a los riñones en la eliminación de algunos ácidos. Los siguientes son algunos magníficos tés herbarios buenos para los riñones y la vejiga: té de bejuco, té de uva ursi, té de perejil o bien varias otras combinaciones de hierbas. Estos tés ayudan a los riñones a librarse de los desechos tóxicos. Retírense de la dieta los frutos cítricos.

3. Los bronquios. Los tés de consuelda y fenogreco mezclados al 50% son buenos para los bronquios y en los casos de catarros en el cuerpo, así como para las estructuras pulmonares. En los casos de asma y respiración difícil, por ejemplo, una cataplasma de cebolla resultará benéfica. Para preparar esta cataplasma, rebánense cebollas grandes y hiérvanse a fuego lento en una cacerola en sus propios jugos (no se utilicen ni aceite ni agua). Colóquense las cebollas en una bolsa de muselina o tela, que se doblará para cubrir el área que ha de tratarse siguiendo las instrucciones del médico. Téngase en reserva otra cacerola de cebollas para utilizarlas cuando se haya enfriado la primera bolsa, lo que ocurrirá en aproximadamente cinco minutos. Preparada la segunda bolsa, pónganse las cebollas de la primera en la cacerola y recaliéntense. Cámbiense las cataplasmas tan pronto como se hayan enfriado. Continúe la aplicación por media hora al día, o bien como lo indique el médico. Las cataplasmas también pueden dejarse sobre el pecho toda la noche. Un remedio natural para la tos puede ser preparado como sigue.

Píquense dos cebollas, cúbranse con dos cucharadas de miel de abeja y déjense reposar por varias horas. Cuélese para utilizar solamente el líquido según sea necesario para calmar la tos, o bien como el médico lo indique.

4. La piel. Otros órganos del cuerpo son compactos y ocupan pequeño espacio; pero la piel es como una masa de panadería que se ha aplanado con el rodillo hasta adelgazarla y extenderla lo más posible. La piel pesa dos veces lo que el hígado o el cerebro y recibe una tercera parte de la sangre en circulación. Además, la piel necesita agua. Las estadísticas de las compañías de seguros muestran un promedio de cinco años más de vida para las personas que beben agua en abundancia, o cuando menos el agua necesaria.

El cepillado de la piel para lograr un brillo especial. La piel elimina un kilogramo de sustancias de desecho diariamente. Estos cristales de ácido úrico, catarro y varios otros ácidos se expulsan más fácilmente cuando es removida la capa superficial de piel ya muerta. Nosotros algunas veces nos referimos a la piel como "el tercer riñón", porque ayuda a la eliminación del ácido úrico y para facilitar el trabajo de los riñones que normalmente se desembarazan de un kilogramo de productos de desecho al día.

Yo creo que el vestuario contribuye a hacernos vulnerables a muchas enfermedades. Es importante que nos demos cuenta de que tenemos que compensar al organismo por el uso de vestuario y otros hábitos desfavorables impuestos por la vida social. Los vestidos impiden que nuestra piel "respire" adecuadamente. Nosotros impedimos que nuestro cuerpo respire al aire libre tan frecuentemente como debiera ser. Impedimos también que la luz solar llegue a nuestro cuerpo por medio de los baños de aire y de sol. Para compensar por estos inconvenientes que son la causa de que la piel, una de las vías principales de eliminación, sea relativamente inactiva, yo recomiendo el cepillado de la misma. También el vestuario no es en sí mismo el único problema para la piel, sino además la clase de vestidos que utilizamos. Todas las telas sintéticas: prendas de nailon, medias y pantimedias de nailon, etcétera, impiden una adecuada respiración. El algodón y otras telas naturales absorben de la piel las toxinas y productos de desecho. Los materiales sintéticos impiden esta forma de eliminación.

Para el cepillado de la piel deberá utilizarse un *cepillo de cerdas naturales* y mango largo. *Nunca* deberá utilizarse un cepillo de nailon porque irrita la piel. La piel debe cepillarse siempre seca, no húmeda, todas las mañanas por dos o tres minutos, antes del baño o antes de vestirse para salir. Gírese el cepillo en todas las direcciones, evitando la cara. (Se puede obtener un cepillo especial de cerdas suaves para usarlo en la cara.)

El aceite de semilla de albaricoque es un maravilloso cosmético natural para la piel y especialmente para el rostro de las damas.

5. *El sistema linfático.* Yo considero a las glándulas linfáticas como un órgano eliminatorio. Las glándulas linfáticas se encuentran en las axilas, las ingles, a lo largo del cuello y la espina dorsal y en los pechos, que son las partes del cuerpo que más se mueven. Los ejercicios "figura de ocho" y cualesquiera otros que expriman y compriman son dignos de tenerse en cuenta para auxiliar al sistema linfático a desembarazarse de los desechos tóxicos.

Por supuesto, debemos retirar de nuestra dieta todos los condimentos (son irritantes para el hígado), estimulantes, tabaco, drogas, alcohol, etcétera. Un baño tibio y un masaje son siempre refrescantes, descansadores y auxiliares para la eliminación. Debemos conservar limpios los poros de la piel, abiertos y activos.

El doctor Tilden creía que cuando una persona se somete a un programa de eliminación o a un ayuno debería estar en cama gozando del más completo descanso físico. Él creía que el nerviosismo es el principio de todas nuestras enfermedades. El descanso completo nos ayudará a sobreponernos a cualquier mal.

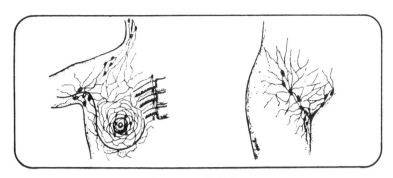

Los vasos linfáticos

Régimen eliminatorio de once días

Hay muchos regímenes eliminatorios y la mayoría llega a más o menos los mismos resultados como consecuencia del hecho de que al organismo se le suministra una cantidad menor de alimentos, siendo éstos simples y en combinaciones menos complicadas así como más líquidos. Esto da lugar a un mayor intercambio a nivel celular.

El régimen de once días que describiremos puede emplearse por la mayoría de las personas y aquellas que deseen sobreponerse a las anomalías físicas más comunes. Sin embargo, quienes están debilitados o flacos no deberán seguir el programa durante todos los once días sin supervisión médica. Los que padezcan tuberculosis deberán contar con ambas cosas: supervisión y auxilio.

Para adaptarse a la historia del paciente se podrán efectuar variaciones en cuanto a la duración del régimen y la manera en que tomen los alimentos. Por ejemplo, se podrán tomar frutas, verduras y caldos durante un día; o un día con solamente frutas; o uno, dos o tres días con solamente verduras.

Las verduras ligeramente cocinadas al vapor y tomadas en forma de caldos o ensaladas son por lo general más seguras para el principiante que las frutas cítricas.

Durante este régimen dietético habrá de tomarse diariamente un baño caliente por las noches. Durante los primeros cuatro o cinco días podrán utilizarse enemas; pero después hay que suspenderlas para permitir la evacuación intestinal normal. Durante los primeros tres días no deberá tomarse otra cosa que agua y jugos de frutas, preferiblemente jugo de uvas. Tómese un vaso de jugo cada cuatro horas. Durante los siguientes dos días sólo deberán comerse frutas: uvas, melones, tomates rojos, peras, duraznos, ciruelas, frutas secas como ciruelas pasa, higos, etcétera. Las frutas secas deberán dejarse remojando toda la noche antes de comerlas. También se podrán comer manzanas cocidas.

Durante los siguientes seis días el desayuno deberá ser de frutas solamente. Entre el desayuno y la comida del mediodía tómese una fruta diferente a las del desayuno. Al mediodía cómase una ensalada compuesta de tres a seis verduras, y además dos tazas de nuestro caldo vitalizador. Cuando se sienta apetito entre comidas se puede ingerir jugos de frutas o verduras. La cena deberá consistir de dos o tres verduras al vapor y además dos tazas de caldo vitalizador. Si se desea, se podrán tomar jugos de frutas antes de retirarse a dormir.

Una rígida sujeción a la dieta es absolutamente necesaria para todo aquel que trate de recuperar la salud. Cómase suficientemente, pero no hasta la saciedad.

Cuando se haya terminado con el régimen anterior, vuélvase al Régimen Alimentario Cotidiano del doctor Jensen.

El régimen eliminatorio descrito deberá ser seguido por cualquier persona que desee cambiar sus viejos hábitos de vida y comenzar a vivir adecuadamente. Como una regla general será bueno seguir el régimen eliminatorio en todos y cada uno de los siguientes casos: cuando se atraviesa por alguna crisis, cuando se desea reducir de peso, cuando las caderas hayan crecido excesivamente, cuando las articulaciones se pongan tiesas, cuando se agriete la piel, cuando se padezca estreñimiento; y dos o tres veces al año como una medida de limpieza general.

2 tazas de hojas de zanahoria
2 tazas de cáscaras de papa (incluyendo un centímetro de fécula)
2 tazas de hojas de betabel
2 tazas de hojas de apio
3 tazas de tallos de apio
2 litros de agua destilada
Media cucharadita de Savita o Vegex
Si se desea, agréguense una zanahoria y una cebolla ralladas o picadas, para dar sabor.

Todos los ingredientes deberán estar finamente picados. Llévese lentamente a la temperatura de ebullición y después sígase hirviendo a fuego lento durante 20 minutos. Utilícese solamente el caldo después de colarlo.

ALIMENTOS BLANDOS PARA COLITIS,
COLON ESPÁSTICO, ÚLCERAS, GASES

Verduras. Ejotes, betabeles, hojas de betabel (cocidos, licuados como puré si no están tiernos). Acelgas suizas, calabacita de verano, zapallito italiano *(zucchini)*, calabaza cuello amarillo, chayotes (cocidos o en puré). Escarolas, endibias, lechuga romanita, berros (en puré o licuados). Germinados sin las vainas de las semillas en las puntas, o licuados. Quingombó, apio, perejil (en puré o licuados). Alcachofas de Jerusalén, ñames, camotes, papas blancas (cocidos o espolvoreados en harina). Espárragos y sopa de espárragos, sopa de chícharos rebanados, sopa de maíz sin olotes (licuados). Caldo vitalizador (papas, apio, zanahoria, perejil). Caldo de cáscara de papa, aguacate. (Cómanse de tres a cinco verduras al día.) Las verduras deberán estar cocidas en agua delgada. Hirviendo las espinacas se les extraen las sales valiosas que contienen.

Frutas y jugos de frutas. Jugos: uva, ciruela pasa, papaya, piña, cereza negra e higos. Frutas: melocotones, duraznos, albaricoques, zapotes, sandía, melón "gota de miel", melón de invierno *(Cucumis melo inodorus),* uvas (sin cáscara ni semilla), fresas maduras (sin semilla), papaya, mangos, ciruelas pasa (probablemente en puré, debido a las cáscaras), dátiles, higos (sin semilla), pérsimos, plátanos, todas las frutas en mermelada con excepción de las peras, salsa de manzana, aceitunas comunes o secadas al sol.

Tómense dos frutas al día. Todas las frutas secas han de ser hervidas partiendo del agua fría. Al llegar al hervor apáguese la flama y déjense reposar toda la noche para comerlas al día siguiente. Las frutas son mejores si se comen solas, entre las comidas.

Proteínas. Huevos revueltos o ligeramente hervidos, pescado, carne (magra, no de puerco), gelatina, queso de cualquier clase, leche fresca de cabra, suero de manteca, yogur, tofu, sopas de crema, mantequilla de nuez.

Tómese una proteína al día. La leche ha de tomarse cruda y, de ser posible, recién ordeñada de la vaca o cabra.

Bebidas. Todos los tés son blandos; el té de menta es el mejor para expulsar los gases intestinales. El té de salvado es bueno. Los de alfalfa, paja de avena, papaya y menta son los cuatro tés que han de tomarse con más frecuencia.

Almidones. Cereales para el desayuno, como los de maíz amarillo, mijo, arroz, centeno. Para preparar atoles puede mezclarse agar agar con los cereales. La sopa de cebada no produce muchos gases.

Tómese un almidón al día.

Edulcorantes. Jarabe de arce, miel de abeja, azúcar de dátil.

Jugos. De verduras mezclados al 50% con té de semilla de linaza. También puede usarse, en lugar de los jugos frescos, una cucharadita de clorofila líquida diluida en un vaso de agua.

Complementos. (Tómense bajo prescripción y supervisión del médico.) Tabletas Spring Green, Whex (suero de leche de cabra), clorofila líquida, té de olmo norteamericano *(Ulmus fulva)*, cultivos de acidófilos lácteos, polvo de quingombó *(okra)*, concentrado de manzana (en yogur), Veico No. 77, semilla de linaza triturada.

Toda persona que siga esta dieta deberá tomar alguna sustancia para aumentar el bolo intestinal, como Sea Klenz, Deturge, Metamucil, Sonnes o Vit-Ra-Tox.

Deberán evitarse los alimentos demasiado calientes o demasiado fríos. Los alimentos suaves o en forma de puré son fáciles de digerir y causan menos gases. El pan de soya tostado es un alimento blando. Los alimentos y bebidas calientes no deben ingerirse porque debilitan las membranas mucosas, lo que resulta en encías reblandecidas; también debilitan el estómago. Los alimentos y bebidas frías absorben el calor del estómago, contraen las glándulas gástricas y el ácido clorhídrico no fluye libremente para digerir los alimentos. Los alimentos fríos detienen la digestión y producen opresión e irritación.

Se listan estos alimentos blandos porque no producen gases ni irritan el estómago y el tracto intestinal. Hay muchos otros alimentos blandos que son al mismo tiempo toscos y ásperos e irritantes al tracto intestinal debido a la rudeza de su contextura. Para comerlos hay que licuarlos o convertirlos en puré.

Los alimentos productores de gases (sulfurosos): coles, coliflor, cebollas, brécoles, coles de Bruselas, deben ser eliminados de las dietas blandas. Los alimentos blandos son precisamente para aliviar los gases e irritación. Cuando los alimentos que han de comerse crudos contienen gran cantidad de fibras, hebras, cáscaras o semillas, deben ser licuados o convertidos en puré antes de comerse.

Los alimentos diarios tendrán que ser variados. Las personas sujetas a dietas blandas generalmente no ingieren la variedad de alimentos que pueden comer las personas sanas. Tómese al día seis verduras, dos frutas, un almidón y una proteína, bebiendo también jugos o líquidos entre las comidas.

Enemas. Las personas sujetas a dietas blandas generalmente requieren enemas. Se recomiendan los de semilla de linaza.

Desayuno:	Jugo, fruta, proteína o almidón y alguna bebida salutífera.
A las 10 a.m.:	Líquido o fruta.
Al mediodía:	Tres verduras, un almidón, té u otra bebida.
A las 3 p.m.:	Jugo de frutas, té o fruta.
Cena:	Tres verduras, una proteína, té u otra bebida.

Alimentos de emergencia. Solamente alimentos dietéticos enlatados, como Nutra Diet, alimentos para diabéticos, alimentos infantiles enlatados, Oateena (avena dietética), Ryeena (centeno dietético), Loma Linda, Nuteena (nueces dietéticas), queso vegetal.

Debemos convertir nuestro diario vivir en un bello arte. Demos a la naturaleza la primera oportunidad para construir un cuerpo nuevo y eliminar el viejo. Nuestro organismo funcionará tan bien como eficiente sea nuestro conocimiento sobre cómo manejarlo. Esto requiere instrucción y adiestramiento. Si ustedes creen que la educación es cara... ¡prueben la ignorancia!

5. *Treinta días para lograr la renovación del torrente sanguíneo*

CUANDO NOS detengamos a pensar sobre las cosas más importantes en la vida, posiblemente encontremos que la de mayor importancia sea la vida misma; y la chispa de la vida es el oxígeno que introducimos a nuestro cuerpo. Pero el oxígeno ha de ser transportado a los varios tejidos del organismo, y esto se logra por medio del hierro que existe en la sangre.

En verdad, la sangre puede ser el medio más importante de conducción de la vida con que contamos. Sin un "sangremóvil" trabajando para nuestro beneficio y visitando nuestras células y tejidos momento a momento y día tras día, siempre presto para reconstruirlos y rejuvenecerlos constantemente, moriríamos. "La vida del cuerpo está en la sangre que contiene", se ha dicho.

La sangre que fluye por las venas y arterias ejecuta una gran cantidad de trabajo. Hace siglos, la sangre no era considerada como un líquido, sino como un gas. Y hoy hemos modificado todavía más nuestras ideas. Ahora la sangre se tiene en veces por un órgano. Así como los órganos están, por así decirlo, "casados" uno con otro en nuestro cuerpo (sabemos que no podríamos vivir sin hígado, sin corazón, sin riñones, etcétera), la sangre es también una parte integrante y esencial del cuerpo. La sangre es el origen y medio de conexión entre cada órgano y cada célula del organismo.

Se afirma que todo el caudal sanguíneo pasa por la glándula tiroides en cada hora y media de nuestra vida. Si la sangre no transportara la cantidad necesaria de yodo, no podría reparar y reconstruir las células y tejidos. De igual manera sabemos que la sangre tiene muchas otras funciones como la transportación de los nutrientes a las células y el acarreo de los productos tóxicos de desecho al exterior, productos que han de ser eliminados a través de los varios órganos de eliminación. La sangre transporta los materiales estructurales para que el templo que es nuestro cuerpo se complete hermoso, activo y capaz de pronta respuesta a nuestras demandas. Todos los elementos químicos que existen sobre la faz de la Tierra se encuentran también en el polvillo del planeta que cada uno de nosotros es. El cuerpo no es otra cosa que "arcilla y lodo" hermosamente esculpidos y transformados en creatura viviente por medio del hálito vital.

Y así como afirmamos que la sangre es probablemente el fluido más importante del organismo, hay también otros fluidos igualmente necesarios, como son los linfáticos, las secreciones glandulares, la bilis y demás. La sangre venosa es el "cieno sanguíneo" que ha entregado ya su oxígeno y recogido el bióxido de carbono y los productos de desecho que podrían destruirnos si no se eliminasen.

Nuestra sangre es un gran servidor que trabaja para nosotros como los ríos para la Tierra. Es la equilibradora de la estructura mineral de nuestro cuerpo. Cuando hace falta calcio en cierta parte del cuerpo, la sangre, si no se le proporciona en la alimentación, lo tomará de alguna otra región en que sea menos necesario. Y de igual manera, cuando haya exceso la sangre se encargará de echarlo fuera del organismo por medio de los riñones, el intestino y la piel.

Cada célula sanguínea vive aproximadamente treinta días. ¡Imagínense ser capaces de afirmar que, si lo desearan, en el término de un mes podrían tener un torrente sanguíneo completamente nuevo! Esto es literalmente cierto; pero si los órganos no se hallan en el estado más limpio posible y funcionando a su adecuado nivel de actividad y con el aporte de las secreciones glandulares apropiadas, la sangre no podrá hacer todo lo que se supone que debe llevar a cabo en nuestro beneficio.

Lo primero que debemos hacer, por supuesto, es asegurarnos de que nuestra sangre esté tan limpia y pura como sea posible; y esto se logra cuidando de nuestros procesos eliminatorios como se ha descrito en el capítulo anterior. Cada día eliminamos, o se supone que debiéramos eliminar, un kilogramo de materiales tóxicos, lo que podría compararse con una loseta de un kilogramo de peso. En primer lugar, debemos cepillar toda nuestra piel durante dos o tres minutos diariamente.

Lo segundo es practicar una respiración intensiva por medio de alguna forma de ejercicio y especialmente por las mañanas. Esto ayuda a la limpieza de los bronquiolos, y una de las mejores formas que yo conozco para ello son los ejercicios de respiración "como olfateando", mismos que se practican como sigue.

Nosotros dividimos el ejercicio en siete pasos. Los primeros tres son inhalaciones por la nariz "como olfateando". Todo un buen tercio de la inspiración se inhala con la primera olfacción, después el segundo tercio en la segunda olfacción, y finalmente el tercero en la última, con lo que habremos dividido la inspiración completa en tres olfacciones. Al inhalar la tercera olfacción habremos terminado una inspiración muy completa, lo que permite ejercitar ya las células más profundas de los bronquiolos y pulmones, mismas que deben conservarse elásticas y activas para que el catarro y los materiales tóxicos puedan ser eliminados. Los primeros tres pasos son olfacciones hacia adentro, y el cuarto consiste en exhalar por la nariz todo el aire de los pulmones de un solo golpe. Durante los pasos quinto, sexto y séptimo debemos relajarnos sin tratar de inhalar o exhalar. Después se repite todo el ejercicio: tres periodos de olfacción hasta llenar por completo los pulmones con la tercera. En el cuarto periodo se exhala todo el aire, y en los últimos tres se vuelve a descansar.

Si diariamente practicamos 50 o 75 de los pasos anteriormente descritos, lograremos limpiar nuestra nariz y bronquiolos, ejercitar nuestras estructuras pulmonares y librarnos a tiempo de otro kilogramo de materiales tóxicos.

Lo que hay que hacer en tercer lugar es limpiar los riñones, y la mejor manera de hacerlo es bebiendo dos o tres vasos de agua antes del desayuno. En la mayoría de las personas queda en la vejiga un residuo de orina después de la primera micción de la mañana, y esto especialmente en personas de más de 50 años, cuyo cuerpo y vejiga no tienen ya el tono ni la energía necesarios para lograr un vaciamiento completo con la primera micción del día. Sin embargo, dos o tres vasos de agua que se beban en la forma indicada actuarán como un catártico para la vejiga, la cual se librará de cualquier residuo tóxico de orina que haya quedado retenido después de toda la noche de descanso. Esto contribuye a la purificación que el organismo procura eliminando toxinas a través de la orina.

Y si hacemos nuestros ejercicios abdominales por la mañana, especialmente antes del desayuno y bebiendo agua en la forma que se ha sugerido, promoveremos con ello una evacuación intestinal por la mañana. Debemos procurar una eliminación intestinal completa cada mañana. Los ejercicios abdominales en que se impulsa a las rodillas hasta el pecho, levantando hacia el frente primero una pierna y luego la otra, son buenos. También se pueden practicar ejercicios en la tabla inclinada teniendo cuidado de observar las precauciones que se indican en el capítulo 3.

La conservación de los canales eliminatorios en las condiciones adecuadas es la mejor manera de mantener nuestra sangre pura, sin adulteración y en libertad para llegar sin dificultades a todas las estructuras celulares del organismo. Esto es especialmente cierto en Estados Unidos, donde tenemos que dar muy seria consideración a los depósitos de colesterol y de triglicéridos. El colesterol y los triglicéridos son lípidos (la grasa) en nuestro cuerpo. El colesterol es una grasa endurecida que se fija generalmente en algunos de los lugares más vitales del cuerpo como las arterias coronarias que riegan el corazón, las de las piernas, y otras.

Los aceites de cocina recalentados, especialmente como se usan para freír, son de los mayores productores de colesterol que se pueden introducir al organismo. Su uso tiene que ser evitado.

Debemos saber que el hígado es el gran desintoxicador del organismo. Una cuarta parte del total de la sangre puede encontrarse en cualquier momento en el hígado. Para eliminar toda posibilidad de futuras dificultades debemos dar al hígado un cuidado extraordinario: es uno de los grandes servidores del cuerpo y requiere un poco de buen juicio por parte nuestra. Lo mejor que podemos hacer en favor del hígado es asegurar que en nuestra dieta haya las verduras necesarias durante el día. La rutina diaria debe incluir en los alimentos cuando menos dos verduras. Pero, por sobre todas las cosas, no hay que dar al hígado más grasas y aceites que los que puede manejar sin sufrir daño. Los estadunidenses se inclinan por utilizar demasiado aceite y grasa en su dieta, y especialmente aceite y grasas cocinados. Esto resulta siempre pesado para el hígado y para la vesícula biliar. El té de diente de león se considera un buen limpiador del hígado.

LUGAR DE NACIMIENTO DE LAS NUEVAS CÉLULAS SANGUÍNEAS

Es en la médula de los huesos donde todas las nuevas células sanguíneas (linfa) se generan. La médula ocupa el centro de los huesos largos del esqueleto. Es conveniente tener presente que la médula de los huesos requiere buena circulación y un mayor caudal de sangre a fin de verse rejuvenecida. Para ayudar a la médula ósea a revitalizarse a sí misma debemos recibir suficiente aire fresco, cierta cantidad de luz solar todos los días, gozar de un sistema emocional saludable, tener una buena filosofía de la vida, un buen sistema glandular y una dieta saludable y bien equilibrada. Esto podría parecer demasiado; pero, si hemos de rejuvenecer nuestra sangre en treinta días, es preciso comenzar a preocuparnos sobre cómo ver la vida, cómo hacer frente a los problemas sin perder la ecuanimidad y caer en el resentimiento y el odio, lo que creará más materiales tóxicos que deberán ser transportados por la sangre.

Somos tan jóvenes como nuestras glándulas

El sistema glandular debe cuidarse adecuadamente y, como cualquier otro tejido del cuerpo, también es alimentado por la sangre. Por supuesto, cuando se habla de glándulas, lo primero en que se piensa es en las glándulas sexuales. Comenzaremos pues por considerarlas en primer lugar. Las funciones sexuales pueden ser normales y saludables para la persona; pero también podrán ser objeto de abuso y excesos hasta el grado de tornarse nocivas. La actividad sexual saludable es reconstructora de la sangre y equilibradora glandular de todo el organismo. La vida sexual de la persona debe ser armoniosa, pero en los casos de abuso tiende a causar dificultades. Sabemos que la función sexual no está exenta de estropearse y, por lo tanto, es aconsejable revisar nuestra filosofía en este respecto. Es probable que se logre evitar muchos abortos si se tiene buen cuidado de la sangre y se ajusta adecuadamente las actitudes sexuales.

El buen funcionamiento de las glándulas sexuales depende de que exista en el organismo una adecuada cantidad de zinc, uno de los oligoelementos. Es necesario también poseer un recuento sanguíneo elevado. Los estados de anemia tienden a conducir a terribles consecuencias con relación a la vida sexual. Un matrimonio mal avenido, y por lo tanto infeliz, puede asimismo desequilibrar nuestra corriente sanguínea y, en consecuencia, nuestra reacción sexual. Siguiendo el mismo orden de ideas encontramos que las glándulas se rejuvenecen por medio de una óptima filosofía y una adecuada actitud hacia la vida.

La glándula pituitaria, del tamaño de una bellota, se localiza tras del arco nasal en la base del cerebro, y con frecuencia se le llama "la glándula maestra" debido a su importante influencia sobre todas las otras glándulas de secreción interna. Las hormonas provenientes de la pituitaria influyen o controlan el crecimiento, el inicio de la pubertad, la leche en el seno materno, la actividad sexual, el tono de los vasos sanguíneos y la coloración de la piel.

Las funciones de la glándula pineal, también localizada en el cerebro, son en gran parte un misterio para la ciencia moderna. Nosotros creemos que se relacionan con la reacción del organismo a la luz y también con el funcionamiento del sistema reproductivo. El filósofo francés Renato Descartes creía que la interacción entre alma y cuerpo se realizaba por intermedio de la glándula pineal.

La glándula tiroides se encuentra apenas bajo la laringe, en la región del cuello, y es de gran importancia en el control ya sea del metabolismo como de la vida emocional. Una tiroides hipoactiva nos torna perezosos y hasta deprimidos; y, cuando está hiperactiva, nerviosos, ansiosos y fácilmente excitables. En los adultos, las deficiencias crónicas de la tiroides resultan en retardación de los procesos mentales y físicos, así como en piel reseca, pérdida del cabello y de la dentadura, y a veces en exceso de peso.

Dentro del mismo tejido tiroideo se encuentran cuatro pequeñas glándulas llamadas paratiroides y cuya función es mantener correcta la relación entre el calcio y el fósforo tanto en la corriente sanguínea como en general en los tejidos orgánicos. El calcio es necesario para que los músculos se contraigan, para que la sangre coagule y para que el corazón continúe latiendo. Las paratiroides hipoactivas son causa de irritabilidad, debilidad muscular y espasmos, a veces. Y cuando son hiperactivas pueden producir cálculos renales y la pérdida de calcio en los huesos.

Ante las emergencias, las glándulas suprarrenales o adrenales, localizadas casi encima de los riñones, secretan la adrenalina, que se encarga de modificar el metabolismo para darnos la energía adicional requerida para reaccionar "peleando o huyendo". La corteza de las adrenales secreta hormonas que controlan el equilibrio de los carbohidratos, del agua y de la sal, y el metabolismo de las proteínas y las grasas. También producen la cortisona, que auxilia en la curación.

El páncreas produce jugos digestivos y forma la insulina, importante en la regulación del contenido de azúcar en la sangre. El páncreas se encuentra en el abdomen, casi detrás del estómago y bajo el hígado.

El sistema inmunológico del organismo se ve fuertemente afectado por la glándula timo, localizada en lo alto del pecho, sobre la línea media del cuerpo. Este sistema nos auxilia en la protección contra las infecciones y enfermedades.

El té de anémona negra es bueno para las glándulas; y el perejil y el regaliz son especialmente buenos para las adrenales. Durante el periodo menopáusico es recomendable tomar dos o tres tabletas de yodo o de rodimenia (algas rojas), con 800 unidades de vitamina E. El sistema glandular es muy sensible a la tensión *(stress)*; por supuesto, las grandes vitaminas para el *stress* son las que forman el complejo B. La vitamina C es un buen complemento alimenticio para auxiliar a las adrenales, y como frecuentemente hay deficiencia de esta vitamina en los casos de infección, es aconsejable proveerla en forma adicional. La yema de huevo es maravillosa para el cerebro, los nervios y las glándulas, y podemos tomarla cruda en jugo de cereza o en cualquier bebida verde, o también como huevo cocido y servido con espinacas, o bien tibio.

En nuestro trabajo acerca de la sangre hemos encontrado que cada glándula y cada centro cerebral dependen, en mucho, de un buen riego sanguíneo. Notamos que cuando estamos fatigados y cansados podemos contraer fácilmente estados de anemia cerebral. La fatiga y el cansancio son los barómetros que nos indican cuándo debemos disminuir el ritmo de trabajo y procurarnos algún descanso. Si la fatiga es crónica debemos procurar que se nos examine o de cualquier manera ver qué hacemos para librarnos de ella.

Debemos darnos cuenta de que nuestro cuerpo es una de las más complejas estructuras sobre la faz de la Tierra: está maravillosa y meticulosamente construido "a imagen y semejanza de Dios".

Debemos percatarnos de que hay ocasiones en nuestra vida en que tendremos que dar al cuerpo mayor atención que en otras. Por ejemplo, la mujer preñada ha de recibir cantidad extra de hierro y calcio durante su preñez (y debió haberla recibido veinte años antes). Para poder estar segura de tener un niño saludable, hay que comenzar a prepararse para ello diez o quince años antes de darlo a luz.

Podemos hablar sobre alcalinización de la sangre. Uno de los mejores alcalinizadores que conozco es el caldo de cáscara de papa, que es especialmente benéfico para pacientes artríticos, personas con las articulaciones tiesas, y quienes padecen de continuas secreciones catarrales. Es un caldo rico en potasio. Añadirlo a nuestros alimentos ayudaría considerablemente a cambiar para bien la corriente sanguínea.

Existen muchas cosas para auxiliar a la sangre y en seguida van unas cuantas sugerencias. Algunos de los grandes reconstructores de la sangre son las zarzamoras, la variedad *Rubus loganobaccus* de las mismas, y cualquiera de las frutillas y cerezas negras. Todas ellas son ricas en hierro. Hoy en día, y especialmente para las personas que habitan en las ciudades, se necesitan cantidades extraordinarias de oxígeno para lograr la purificación de la corriente sanguínea. Estos alimentos son en particular buenos para el proceso purificador. Estamos hablando de hacer llegar el oxígeno a la corriente sanguínea y retenerlo en ella, para lo cual se requiere una debida cantidad de hierro. Algunas veces el agregado de una cucharada de melaza negra a la leche del niño será de muy grande ayuda. La madre ya ha dado (o debió dar), al nacer el crío, una cantidad adecuada de hierro para todo el primer año de vida. Después de esto, si la madre no lo alimenta con más hierro, hay posibilidad de que el crío se torne anémico.

SUGERENCIAS HERBARIAS

Se listan a continuación los minerales que el cuerpo requiere y algunos de los tés herbarios (y otros alimentos) que los contienen.

Zinc	Kelp
Aluminio	Alfalfa
Calcio	Diente de león, camomila (manzanilla)
Cloro	Alfalfa
Cobre	Kelp
Flúor	Bayas de enebro
Yodo	Kelp, rodimenia (algas rojas)
Hierro	Diente de león, alfalfa, kelp
Magnesio	Diente de león, kelp, alfalfa
Manganeso	Kelp
Fósforo	Diente de león, regaliz, álsine, alfalfa
Potasio	Consuelda, diente de león, camomila (manzanilla) alfalfa
Silicio	Alfalfa, kelp
Sodio	Diente de león, alfalfa
Azufre	Kelp, alfalfa

Observarán ustedes que el kelp contiene aparentemente todos los minerales que se listan.

Estoy seguro de que esto obedece a que todos los oligoelementos son arrastrados hacia el mar por las aguas. De paso, nuestra sangre es muy salina, como seguramente ya lo habrán notado. El agua salada es, en este sentido, bastante comparable a la sangre en nuestras arterias.

LOS ALIMENTOS EN NUESTRA DIETA DEBEN SER INTEGRALES, NATURALES Y PUROS

Podríamos afirmar que al seguirse una buena dieta es necesario retirar todos los alimentos desvitalizados y ajustarnos a la correcta proporción de seis verduras, dos frutas, un almidón y una buena proteína todos los días. Procúrese siempre una buena variedad en los alimentos que se comen. Desde el punto de vista herbolario hay unas cuantas sugerencias que pudiera ser oportuno considerar en relación con la purificación de la sangre. Nosotros hemos descubierto que la uva silvestre de Oregón, la ortiga, la bardana y el trébol blanco se tienen por buenos purificadores de la sangre.

Para corregir un estado anémico, la consuelda, el diente de león y la alfalfa son maravillosos reconstituyentes de la sangre.

Para mejorar la circulación sanguínea, utilícense tés de pimentón de Cayena, *Hydrastis canadensis* y frutilla del espino blanco.

Para limpiar el hígado, raíz de *Lewisia rediviva,* diente de león, perejil y en general todas las verduras.

Los mexicanos utilizan un maravilloso té que llaman de manzanilla (camomila). Yo he encontrado que el mismo té es también muy frecuentemente utilizado por la saludable gente del Cáucaso y la parte sudoriental de Rusia.

También son buenos tónicos para la sangre los jugos de apio y ciruela pasa. En los días cálidos los jugos de pepino y piña son magníficas bebidas refrescantes. Los berros se consideran muy ricos en potasio y son diuréticos. El té de simples hojas de fresa se tiene por un purificador y reconstituyente de la sangre.

Uno de los secretos en mi trabajo ha sido el tomar media taza de cultivo de acidófilos media hora antes del desayuno durante un mes; y también muchos de mis pacientes toman cuatro tabletas de alfalfa con cada comida, fracturándolas antes de tragarlas y tomando con ellas algún digestivo. El digestivo puede ser herbario o cualquier enzima digestiva. Estos procedimientos son auxiliares de la digestión, útiles en el caso de la existencia de gases y pueden ser comprados en las tiendas de alimentos naturales.

Otros auxiliares de la digestión son la miel de abeja con vinagre y el Rejuvelac, un jugo de trigo fermentado que se prepara remojando espigas de trigo en agua durante toda la noche; luego, tirando el agua y lavando las espigas, y finalmente llenando de agua una jarra en la que se dejan las espigas por dos días, con lo que fermentarán dando una bebida sedante y rica en sabor.

Las tabletas de alfalfa eliminan los desperdicios que pudieron haber quedado estancados en un colon perezoso. Mis pacientes logran los mejores resultados cuando siguen un buen programa de salud durante tres meses. Si logramos renovar la sangre tres veces, terminaremos con una sangre nueva, capaz de reconstituir un mejor cuerpo con más salud.

Una sangre de calidad inadecuada puede no tan sólo provenir de una dieta impropia, sino también de vivir en habitaciones oscuras, de malos hábitos respiratorios, de beber aguas contaminadas, de dormir en habitaciones mal ventiladas y de la frecuencia de las preocupaciones, el miedo y el odio. La ira interfiere siempre con la circulación, al grado de que las impurezas no son expulsadas suficientemente del organismo.

Nosotros hemos descubierto que el cepillado de la piel, la suficiente agua pura, los ejercicios al aire libre, la respiración profunda y, por supuesto, mi saludable programa de alimentación, pueden ayudar mucho a la limpieza de la sangre.

El clima y su efecto sobre el recuento sanguíneo

Me gustaría agregar aquí que el clima es un factor determinante en el recuento sanguíneo. A medida que estemos a mayor altitud nuestro recuento sanguíneo sube. El recuento más bajo ocurre usualmente en el nivel del mar. Las personas que habitan en los Andes peruanos y las montañas de otras naciones a lo largo de la misma cordillera, tienen un recuento rojo del orden de siete y medio millones, en tanto que los que viven en el nivel del mar llegan a lo sumo a cinco millones.

Por lo tanto, quienes quieran rejuvenecer harán bien en ir a las montañas, donde frecuentemente el metabolismo se ve incrementado. Ocurre una mejor limpieza a estas altitudes mayores; pero llega el punto en que la altura, siendo excesiva, puede ser dañina para la actividad cardiaca y otras funciones orgánicas. Muchos pacientes que padecen enfermedades del corazón estarán mejor en las playas que en las montañas.

Y por último, quisiera destacar el hecho de que nuestra sangre es un fluido precioso. La sangre es un gran órgano líquido que visita cada una de las células del cuerpo llevándoles cuanto puede con el fin de que tengamos el organismo perfecto que cada uno de nosotros desea. Pero nos corresponde a nosotros el proporcionar a la sangre todos los nutrientes y el cuidado que requiere. Si después de los primeros treinta días de poner en práctica las sugerencias que hemos dado ustedes no se sienten mejor, definitivamente hay algo que hemos hecho mal. Algo en el cuerpo no funciona bien. Sería prudente procurar el consejo de un médico competente e interesado en la curación holista, un médico que nos examine, que guíe nuestros hábitos y que nos coloque en el camino de la curación. Puede ser que haya determinados órganos que requieran de un cuidado especial. Es posible que existan debilidades inherentes sobre las que debemos ser oportunamente advertidos. Sus problemas de salud podrían provenir de su trabajo y ocupaciones. La búsqueda persistente de la salud será siempre al final recompensada. Podemos encontrar lo que no funciona bien y corregirlo; pero por medios naturales.

Para lectura adicional a este respecto, véase mi libro *La naturaleza es el remedio*.

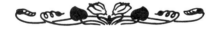

6. Desandando el camino en pos de la salud

He dedicado mi vida a la búsqueda de los mejores métodos de diagnóstico que pudiera encontrar y he puesto a prueba todos aquellos que ofrecían alguna utilidad. Existen millares de técnicas y dispositivos que van desde los sistemas más simples hasta los más complicados mecanismos.

Entre todos ellos hay un método sencillo que ha resultado ser de la mayor eficacia, de una consistente exactitud y que a mí me ha revelado lo que más necesito saber acerca del paciente: la iridología.

La iridología trata del estudio detallado del iris del ojo: la porción coloreada. A través de mis cincuenta años de práctica médica este método de diagnóstico ha sido para mí el más confiable. Es muy preciso y, cuando se domina, revela todo un cúmulo de información que puede ser empleada para determinar las perturbaciones orgánicas, metabólicas y funcionales del cuerpo.

¿Qué es exactamente la iridología? A manera de definición diremos que es la ciencia y la práctica que nos revela la existencia de una inflamación, en dónde se localiza y en qué etapa se está manifestando. El iris revela las condiciones del organismo: la debilidad intrínseca, los niveles de salud y la transición que se lleva a cabo dentro del cuerpo de una persona, dependiendo de la manera en que ella viva. Este método alterno de análisis permite que el médico relacione las marcas y síntomas que el iris presenta con las manifestaciones reflejas de los diversos órganos del cuerpo. A lo largo de la historia los ojos han sido proclamados como "el espejo del alma", y ahora se nos presentan también como la ventana del cuerpo, permitiéndonos observar los estados normales y anormales del cuerpo y de sus órganos.

¿Cómo representa el iris todo esto? Dentro del iris hay miles de filamentos nerviosos; éstos reciben señales de todos y cada uno de los nervios que integran el cuerpo humano a través de su conexión con los nervios ópticos, los tálamos ópticos y la médula espinal. Asimismo, las fibras musculares microscópicas y los pequeños vasos sanguíneos que se encuentran dentro del ojo —en cooperación con los filamentos nerviosos, las fibras musculares y los vasos sanguíneos— manifiestan cambios en los tejidos simultáneamente con los cambios que ocurren en aquellos órganos del cuerpo que guardan con el iris una relación de reflejo. De esta manera, al examinar las marcas, decoloración, textura y otras manifestaciones del iris, el practicante puede también analizar los niveles de salud de todos los componentes del cuerpo. A medida que el cuerpo cambia el iris cambia. El ojo es la ventana, provista por la naturaleza, que comunica con el interior del cuerpo.

Mediante la transmisión de mensajes entre el ojo y el resto del cuerpo, la naturaleza nos proporciona un medio por el cual podemos observar en el iris los cambios que ocurren en los tejidos, la patología o la patología que amenaza, la fuerza y la debilidad hereditaria, las infecciones, las inflamaciones en todas sus etapas, las fijaciones de medicamentos, las lesiones localizadas, la destrucción de los tejidos, las deficiencias de la nutrición y el desequilibrio bioquímico.

El análisis del iris comprueba la hipótesis de Samuel Hahnemann: los trastornos agudos y crónicos pueden tener antecedentes constitucionales relacionados con características adquiridas o hereditarias.

El médico que tenga habilidad para la práctica de la iridología, mediante el análisis del iris de un paciente puede determinar de éste las tendencias adquiridas o inherentes hacia la salud o la enfermedad, su constitución general y la localización de las más grandes fuerzas o debilidades de sus órganos.

El médico logrará, con la ayuda de la iridología, prevenir

a una persona de que un padecimiento la amenaza. Potencialmente, la iridología es una parte integral de la medicina preventiva. El iris puede ponernos sobre aviso de los primeros síntomas de una enfermedad que se avecina, lo cual es de mayor utilidad para el paciente. Las indicaciones de alteraciones peligrosas en los tejidos se transmiten al ojo, y si alguna persona posee la habilidad para interpretar estos síntomas, el paciente tendrá, en la mayoría de los casos, la oportunidad de evitar manifestaciones más serias.

Y, una vez que se descubren estas áreas en problemas, ¿puede la iridología seguir la recuperación del paciente? ¡Naturalmente que sí! Suponiendo que el paciente reciba el tratamiento adecuado, la limpieza y la curación del cuerpo podrá verificarse con facilidad mediante la observación del iris. ¡Qué método tan preciso para que el médico verifique su diagnóstico y los progresos de su paciente! El iris pone de manifiesto una terapéutica correcta o incorrecta; revela en sus detalles si se está llevando a cabo la purificación o la depuración de los diversos tejidos. Si se avecina una crisis de curación el iris también nos lo indicará. (Todos deberían familiarizarse con la "crisis de curación".)

La iridología nos proporciona un método sencillo, indoloro y económico para observar el interior del cuerpo. Sin embargo, la iridología es un análisis complementario que no debe emplearse por sí solo, sino que podría utilizarse en combinación con cualquier otro sistema de análisis o de diagnóstico de que se disponga. Actualmente, como nunca antes en la historia de la medicina, hacen falta métodos precisos y menos complejos para analizar las condiciones del paciente. La humanidad necesita también un medio que contribuya más a la prevención de las enfermedades. La iridología satisface estas dos demandas. Muchos de los síntomas que hoy día son tan comunes no guardan ninguna relación con los síntomas que eran evidentes a principios de siglo. Los cambios en la forma de vida, la contaminación, la creciente tensión de la civilización moderna constituyen alteraciones que se manifiestan como diversos síntomas de enfermedad.

La iridología no pretende identificar las enfermedades o diagnosticarlas. Cuando miramos el iris del ojo lo que vemos es un sistema conjunto de comunicación: la más compleja estructura de tejidos que el cuerpo pueda presentar al mundo exterior. Desde las numerosísimas fibras del iris es posible establecer comunicación con los nervios de cada uno de los diversos órganos del cuerpo y *leer* en ellos. La iridología nos permite saber lo que acontece en la interioridad del cuerpo desde la ventajosa posición del exterior. Cuando penetramos en las profundidades del cuerpo por medio de la observación del iris no percibimos una enfermedad por su nombre; pero existen manifestaciones, indicaciones, síntomas que podemos determinar a partir del iris del ojo y que merecen una considerable atención por parte del practicante empeñado en ayudar a la gente a encontrar un mejor camino que conduzca a la salud.

Existen unas cuantas manifestaciones que la iridología es capaz de observar, de las cuales puede tomar nota y a las cuales le es posible responder. Primero que nada, descubre la debilidad inherente, los cambios en los tejidos, la retracción de la enfermedad (que permite a los médicos saber si se está llevando a cabo la curación). Revela también la purificación del cuerpo, la eliminación de ácidos y la limpieza de las materias que contaminan a aquél. El organismo adquiere los productos químicos que le son necesarios a través de una alimentación adecuada, la cual, a su vez, incrementa la habilidad funcional de los tejidos complementando su integridad y permitiendo que haya una mayor actividad de reconstitución y de rejuvenecimiento.

Todos estos procesos forman parte del conjunto que tiene por objeto adquirir y conservar un óptimo estado de salud, lo cual pretende lograr la iridología.

El proceso de reversión

Encontramos que la enfermedad y los trastornos físicos de diversas clases se presentan en el cuerpo durante un periodo

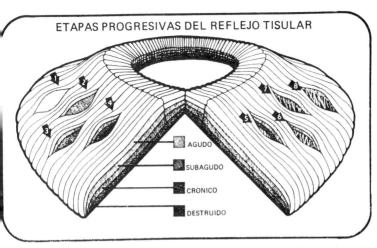

ETAPAS PROGRESIVAS DEL REFLEJO TISULAR

AGUDO
SUBAGUDO
CRONICO
DESTRUIDO

La progresión hacia las condiciones degenerativas se manifiesta por: 1) tejido agudo, 2) tejido subagudo, 3) tejido en estado crónico, 4) tejido destruido. La progresión hacia la curación es un proceso inverso en el que las fibras de nuevo tejido aparecen en 5, 6, 7 y 8.

GRAFICA IRIDOLOGICA

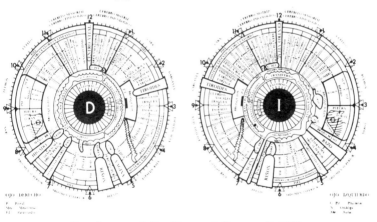

Creada por el Dr. Bernard Jensen © 1980

El diagrama representa un esquema de cada iris. Mediante él podemos determinar la localización exacta de la actividad de los tejidos a medida que se manifiesta como reflejo en los síntomas y lesiones del iris.

Mi sistema naturista / 79

a medida que las toxinas se acumulan en aquellos órganos y sistemas que tienen alguna debilidad inherente. Este proceso de deterioro continúa hasta alcanzar una etapa aguda que la ciencia médica describe dándole el nombre de padecimiento o enfermedad. Para curar tal estado mediante un procedimiento natural y restaurar la salud corporal habrá que invertir el proceso que dio lugar a la enfermedad o padecimiento. Obtenemos mayor éxito al combatir las enfermedades crónicas. De todas las enfermedades que se combaten en Estados Unidos el 90% son de naturaleza crónica.

La ley de la curación del doctor Constantine Hering establece: *"Toda curación principia de dentro hacia fuera, de la cabeza hacia abajo, y en orden inverso al que se presentaron los síntomas"*.

LA CRISIS DE CURACIÓN

¿Quiere volver a sentirse maravillosamente bien? Lo logrará siguiendo el programa de *Mi sistema naturista*. Pero es prudente señalarle que en el momento en que se sienta tan bien como nunca antes, puede esperar sufrir una "crisis de curación", que por lo general se presenta durante el tercer mes del programa. En ocasiones tarda más tiempo en manifestarse, en personas de edad avanzada o en aquellos que se encuentran extremadamente débiles. A estos individuos les espera mucho trabajo por realizar. En la gente joven una crisis de curación por lo regular se presenta muy rápidamente.

¿Qué es la crisis de curación? La crisis de curación es la culminación, la cúspide de la curva de todo lo que ha ocurrido hasta entonces en el proceso de reversión. A medida que devolvemos al cuerpo su salud mediante la eliminación de las materias tóxicas y la reconstitución de los órganos y de los tejidos, nos acercamos al "momento de la verdad", por así llamarlo. Éste es el momento en el cual el sistema físico, por completo, se prepara para "despojarse" de la condición de enfermedad. El paciente experimenta entonces una etapa aguda de lo que ha ocurrido previamente durante los peores periodos del estado de enfermedad. Si bien ésta pueda parecer una crisis de la enfermedad, no durará mucho (tres días, por lo regular), ni conducirá tampoco a otra enfermedad. Por el contrario, será seguida de un maravilloso estado de salud renovada.

En pocas palabras, para manejar adecuadamente la crisis de curación no usamos nada que sea de naturaleza estimulante o represiva. No recurrimos a medicamentos que detengan la expulsión de catarros o cualquier otro síntoma acompañante, a menos que en el proceso se alcance un extremo riesgoso que ponga en peligro la vida del paciente. Por extremo riesgoso debemos entender una fiebre que alcance los 40 o 41 grados centígrados o que los sobrepase. En muchas ocasiones las fiebres altas pueden controlarse mediante la aplicación de compresas frías en el cuerpo, colocándolas sobre una zona y después en otra. Las enemas pueden ayudar si gran parte del problema es debido al intestino. Sin embargo, durante una crisis de curación los intestinos se encuentran generalmente en un perfecto estado de funcionamiento. Esto es lo que constituye la diferencia entre una crisis de curación y una crisis de enfermedad.

La crisis de enfermedad se presenta como resultado de una extrema actividad del cuerpo en su intento por sobreponerse a la acumulación de desperdicios tóxicos y otros semejantes. Pero la crisis de curación es el esfuerzo que el cuerpo realiza para eliminar, limpiar y liberarse de catarros, y dura sólo unos cuantos días. Como se mencionó con anterioridad, una crisis de curación se manifiesta después de sentirnos en óptimas condiciones. Por el contrario, una crisis de enfermedad sigue a un largo periodo de malestar y se suma al problema o prepara el camino hacia una condición más severa. (Para mayor información acerca de la crisis de curación y el proceso de reversión que ésta implica, consulte el *Manual naturista del Dr. Jensen.**)

---

* Editado por esta misma casa editorial.

Hay quienes se encuentran en graves dificultades ya que sus defensas naturales (defensas de salud) se han perdido, disipado o extinguido. En tales circunstancias el cuerpo debe resanarse, rejuvenecerse. Esto es posible gracias al reposo, la alimentación adecuada, una actitud mental positiva, el olvidarse del pasado, no vivir de los recuerdos y hacer el propósito de comenzar una nueva vida.

Al ocuparnos de casos extremos tal vez se deba dedicar una o dos horas extras cada día al cuidado de nosotros mismos. Tendremos que introducir en nuestra dieta más alimentos naturales que nunca y será conveniente que dicha dieta incluya más alimentos crudos.

Si nos enfrentamos a alguna de las enfermedades degenerativas será conveniente obtener una cantidad extraordinaria de complementos para la salud, recibir más masajes y extremar el cuidado de nuestro cuerpo asegurándonos de pasar más tiempo al aire libre. Habrá que pasar menos tiempo dentro de casa, tomar diariamente un baño de pies con agua fría alternada con caliente, y caminar descalzos en la arena o en el césped durante diez minutos cada día para estimular la circulación de las piernas. Tendremos que ejercitarnos en la tabla inclinada dos veces cada día, retirarnos temprano y acostarnos diariamente a las 6 p.m. durante todo un mes, a fin de dar principio a este programa para casos extremos.

Recuerde: en el caso de enfermedades degenerativas el ejercicio es importante; pero el reposo no lo es menos ya que los beneficios del ejercicio se obtienen durante el descanso. Para fortificar nuestras defensas en un caso extremo hay que asegurar que un médico nos examine, un médico que sepa de nutrición para que nos ayude a alcanzar el recuento sanguíneo más alto posible. El secreto de toda mi labor en el pasado radica en el hecho de haber logrado altos recuentos sanguíneos. A partir de un alto recuento sanguíneo, por lo menos de 5 000 000, nuestro cuerpo puede resanar y rejuvenecer. Debemos saber cuáles son esos complementos que ayudan a formar la sangre. (Véase el capítulo 5 y consúltese *La naturaleza es el remedio,* del doctor Jensen.)

QUÉ HACER

La consideración más fundamental en todos los casos es el cuidado de los intestinos. Esto resulta de vital importancia. (Véase también el capítulo 4.) Para el cuidado de los intestinos de la generalidad de las personas recomendamos el empleo de los siguientes complementos: tabletas de alfalfa (cuatro o cinco con cada comida, masticándolas antes de tragarlas), un digestivo (todos debemos tomar un digestivo o enzimas digestivas: dos con cada comida).

En las enfermedades degenerativas siempre habrá que considerar qué hierbas pueden ser de ayuda para algún órgano en particular que se encuentre severamente afectado. Por ejemplo, si el problema es con las glándulas linfáticas, trate de emplear un té de violeta azul. Use un material de glándula linfática: protomorfógenos o hierbas. Si el problema es una circulación deficiente, recuerde el té de bayas de espino, del género *Crataegus.* Use alguna hierba diariamente para fortalecer y rejuvenecer el cuerpo, para reconstituir cualquier órgano específico que esté agotado. Las hierbas se han usado durante miles de años. Recuerde: use hierbas o tés de hierbas todos los días para cualquier padecimiento que pueda tener.

Cualquier persona que desee fortalecer las defensas naturales del cuerpo deberá mantenerse limpia. La clorofila líquida es el mejor limpiador que podemos introducir en nuestro cuerpo. Es, también, en el vegetarianismo, el supremo regenerador de la sangre. Es una gran sustancia alimenticia derivada de los vegetales, en especial de los frescos.

Muchas enfermedades degenerativas responden favorablemente al empleo de alguno de los protomorfógenos (tuétano de hueso o hígado, por ejemplo) que contribuyen a incrementar el recuento sanguíneo.

Reconstituyentes de la sangre: clorofila líquida (dos cucharaditas en un vaso de agua tres veces al día); médula de hueso (dos o tres cápsulas con cada comida); tabletas de hígado (una o dos con cada comida).

Dedico la mayor atención al cuidado de los cuatro canales eliminatorios: la piel, el intestino, los riñones y los bronquios. Considero también a las glándulas linfáticas como órganos eliminatorios.

Tratándose de enfermedades crónicas o degenerativas, hay que dedicar un especial cuidado en lo que se lleva a cabo para ayudar a cada persona. En estos casos extremos descartamos ciertos alimentos como son la harina de avena, el pan y otros productos horneados, el trigo, la leche y los productos lácteos (excepto la leche de cabra y sus derivados), la lechuga de cabeza y las frutas cítricas. Insistimos en los cuatro mejores almidones, que son: arroz integral, centeno, mijo y harina de maíz amarillo, de los cuales debe tomarse uno cada día en la forma de cereal cocinado al vapor (cocción lenta). Ningún alimento de azúcar blanca o refinada.

El hígado es probablemente uno de los órganos más importantes para cuidar cuando tratamos de mejorar nuestra salud. El hígado es el desintoxicador del cuerpo, y soy de la opinión de que el doctor Max Gersen fue un paladín que luchó por la causa del hígado para que éste recuperase su vitalidad perdida. Logró grandes triunfos al emplear las enemas de café a fin de estimular al hígado. Las enemas son a menudo necesarias para desintoxicar el organismo. El té de semilla de lino es excelente para preparar enemas. Una cucharada mediana de clorofila líquida en una taza de té de semillas de lino es también una buena mezcla para preparar enemas. (Consúltese las indicaciones para preparar las enemas en el capítulo anterior.)

Las defensas naturales no pueden reconstituirse sino hasta que se invierta el proceso de agotamiento. Por lo tanto, habrá que proceder a la labor de limpieza antes de que se pueda llevar a cabo una adecuada reconstitución del cuerpo. Es de esperarse que con el tiempo podamos apartarnos de la dieta, una vez que hayamos aprendido la manera saludable de vivir. Hay demasiadas personas que están a dieta.

Al hacernos cargo del cuidado extremo del cuerpo creo que debo mencionar unas cuantas cosas más que podrían ser de utilidad. Por ejemplo, si padecemos de agotamiento suprarrenal será bueno ingerir alguna sustancia de glándulas suprarrenales, especialmente si existe una presión sanguínea demasiado baja. En otros casos quizás haya que considerar a la glándula tiroides. No tema someterse a un examen médico; confíe sus problemas a su médico y permítale que lo ayude a decidir lo que parezca más conveniente para usted. Hemos encontrado que en la mayoría de los casos extremos existe la necesidad de un poco de tiroides que normalice nuevamente el metabolismo del paciente. Nunca debemos olvidarnos de la medicina herbolaria ni de los cuidados de la nutrición.

Recuerde que es necesario ser cuidadosos en la reducción de la cantidad de alimentos que tomamos: podemos llegar al extremo de eliminar de nuestra dieta demasiados alimentos perdiendo así gran parte de nuestra energía vital.

En muchos casos tal vez lleguemos a darnos cuenta de que nuestra circulación es deficiente, por lo que quizás necesitemos niacina o niacinamida para la circulación: éstas nos ayudan a movilizar más sangre hacia el cerebro. Queremos proporcionar a la cabeza un buen descanso mental, pero también debemos alimentarla haciendo que la sangre le circule mejor mediante los ejercicios con las piernas, los baños de pies y, por supuesto, los ejercicios en la tabla inclinada.

Para que todos los órganos trabajen bien es importante contar con la suficiente fuerza nerviosa o energía cerebral. Sabemos que la hueva de bacalao es un gran alimento para el cerebro y el sistema nervioso. Un buen reconstituyente nervioso se prepara agregando una cucharada de hueva de bacalao en forma líquida a un vaso de jugo de tomate rojo, el cual deberá tomarse diariamente. La lecitina es necesaria para el cerebro, los nervios y las glándulas. En casos extremos, hemos llegado a usar sustancias cardiacas que ayudan al corazón para que la sangre circule mejor. Un corazón vigoroso contribuye a distribuir la sangre a fin de que mejoren las labores de reparación y reconstitución en el cuerpo

Tomando vitamina E ayudamos al corazón y le damos la fuerza y la energía que requerimos para curar las dolencias que nos aquejen en las más remotas partes del cuerpo. La vitamina E también es adecuada para llevar una cantidad extra de oxígeno a las áreas del cerebro. En casos extremos podemos encontrarnos con que necesitamos emplear una gran cantidad de vitamina A, en especial cuando tratamos casos de asma, psoriasis graves o cualquier caso agudo de afecciones de la piel. Consulte a su médico a fin de determinar cuál es la cantidad adecuada para usted.

En todos los casos de agotamiento nervioso, hay que tener en consideración el empleo de la cantidad correcta de silicio y de vitamina B. Si no hay indicios de hipoglucemia resulta muy conveniente un producto llamado jarabe de salvado de arroz; o podemos usar la cascarilla del arroz, con alto contenido de silicio. Pero no soy de la opinión de que la cascarilla del arroz sea suficiente para alimentar los nervios. Debemos tomar también un complemento de vitamina B, preferentemente en la forma de algún derivado de levadura. En el jarabe de salvado de arroz está presente una niacina natural que ayuda a conducir la sangre al área de la cabeza. Sin embargo, se presenta en forma de malta, por lo que las personas hipoglucémicas no pueden tomarlo. Si queremos llevar la sangre a diferentes partes del cuerpo para librarnos de las infecciones, será recomendable tomar pimienta roja de Cayena, un gran estimulante para las arterias. Tomando media cucharada de pimienta roja de Cayena (también llamada *Capsicum*), o bien una o dos cápsulas de la misma después de cada comida, ayudamos a que la sangre circule para hacerse cargo de las infecciones.

Tratándose de infecciones graves será bueno usar cápsulas de aceite de ajo, junto con la pimienta roja.

Uno de los mejores productos de que se dispone para el tratamiento de padecimientos graves, en especial en los casos de artritis, es el caldo de cáscara de papa. Las instrucciones para su preparación se presentan más adelante. Recomiendo que se tomen dos tazas al día, durante un mes, para suministrar al organismo abundancia de potasio. También hemos aconsejado disolver una cucharada sopera de gránulos de lecitina y una cucharada mediana de concentrado de caldo en polvo en una taza de agua caliente, y tomar esto dos veces al día en el caso de padecimientos graves de artritis. Si bien estos remedios han demostrado su efectividad, creemos que toda persona debería recurrir a un médico que conozca y apruebe los medios naturales para recuperar la salud, y debería seguir cuidadosamente las indicaciones y recomendaciones de ese doctor, sobre todo tratándose de padecimientos graves.

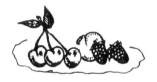

7. Fortificando las defensas naturales

LA FORMA correcta de prevenir las enfermedades es fortificando las defensas naturales del cuerpo. Un gran número de personas buscan algún remedio o tratamiento "externo" para combatir las enfermedades. En realidad, combatimos la enfermedad desde "adentro", por así decirlo, mediante nuestro torrente sanguíneo, nuestras glándulas y nuestro sistema digestivo. Combatimos también a la enfermedad por medio de la mente y de la conciencia espiritual, con aquello que esperamos de la vida y con lo que, mediante nuestra actitud, tratamos de alcanzar y aceptamos. Lo que hacemos y lo que comemos son aspectos de nuestra conciencia.

La alimentación es una parte muy importante en el proceso de la sanación. Debemos comer lo adecuado para librarnos de nuestros problemas. Vencer una enfermedad depende de que ostentemos un poderoso enfoque positivo al considerar la vida, y de la cantidad de malos hábitos que eliminemos de nuestra forma de vivir. Si nuestras defensas no son débiles o no carecemos de ellas, finalmente triunfaremos sobre la enfermedad. Hay que disponer de un poderoso ejército para desalojar cualquier fuerza invasora: debemos contar con un potente y saludable torrente sanguíneo.

Uno de los comentarios que escucho con demasiada frecuencia es el siguiente: "He acudido a tantos médicos y ninguno ha podido hacer nada para ayudarme". El gran interrogante de la vida es: ¿qué hace para ayudarse a usted mismo? Todos buscamos un buen médico. Yo busco un buen paciente.

La búsqueda espiritual que lo conduzca a las mejores cosas de la vida, el estado de conciencia que determine el camino que deba seguir en ella y el seguimiento de ese camino determinarán la salud de la cual podrá gozar. Nuestro cuerpo no es sino un sirviente que hace lo que se le ordena.

Sanar es más que nada una labor interior, un trabajo mental, un proceso de modificación del pensamiento, de las formas de vida y de los malos hábitos. Descubra lo que necesita hacer. Ningún médico lo podrá poner en buena forma para el futuro. Es usted mismo quien conquistará la salud para el día de mañana y para todos los mañanas de su vida. ¡Su buena salud se la ganará usted mismo!

En su obra *Nutrigenética*, el doctor R. O. Brennan cita los resultados de una investigación: "Cualquiera que sea el proceso de comportamiento que se presente, afirmamos que necesariamente debe haber reacciones bioquímicas concomitantes o correlativas. No podemos concebir que ocurra ni siquiera un pensamiento sin que se manifiesten sus correspondientes acciones bioquímicas y psicológicas".

Según lo informa la revista *Science,* el doctor Linus Pauling, ganador del premio Nobel de bioquímica, expresó: "Sabemos que el funcionamiento adecuado del cerebro requiere la presencia de una gran diversidad de sustancias". El doctor Pauling se ha opuesto abiertamente a la psicoterapia como único medio para el tratamiento de las enfermedades mentales y ha sugerido que primero se debe proporcionar al enfermo mental la cantidad adecuada de los nutrimentos vitales de que carece.

Vemos que existe una íntima relación entre la bioquímica del cuerpo y lo que ocurre en la mente, y cuando estamos fuera de balance en un aspecto, nos desequilibramos en el otro. No podemos emitir pensamientos dulces cuando llevamos un estómago amargo, ni podemos esperar tener un estómago dulce cuando nuestros pensamientos son amargos. La regla funciona en ambos sentidos.

En este capítulo consideramos los aspectos de la nutrición como elementos para recuperar la salud, pero no debemos olvidar que también existen los aspectos mental y espiritual, de los cuales nos ocuparemos en el capítulo siguiente.

Algunos alimentos forman células en nuestro cuerpo, y algunos otros carecen de los elementos bioquímicos necesarios para formar las células. Esa carencia da origen a la hipoactividad (funcionamiento deficiente) de la célula, que no cuenta con los suficientes elementos químicos y no tiene el material que precisa para desempeñar su trabajo. No podrá construirse un buen organismo si las sustancias químicas necesarias no están disponibles; una célula no estará bien balanceada si carece de los elementos químicos adecuados. Los alimentos no destruyen las células, es la falta de los elementos químicos en su perfecto equilibrio lo que ocasiona una hiperfunción o una hipofunción de la célula. Si la leche no contiene flúor para que los tejidos puedan extraerlo, las células tendrán una deficiencia de flúor, elemento que les es necesario para llevar a cabo su labor de formación y de reparación. Los alimentos que provocan enfermedades no las producen por sí mismos. La única forma en que pueden producir una enfermedad es debilitando al cuerpo hasta el punto en que se pueda presentar la dolencia: aparecen los síntomas y el resultado es la enfermedad. Los microorganismos y los virus viven en los tejidos que presentan deficiencias de sustancias químicas. A manera de ejemplo, diremos que la piel que carece de silicio presenta pústulas pequeñas, furúnculos, acné y asperezas... las uñas se estropean, se quiebran y se rompen.

La enfermedad

Toda enfermedad indica una deficiencia nutricional. A decir del doctor William Albrecht, director del Departamento de Agricultura de la Universidad de Missouri, "la enfermedad es el clamor de un cuerpo desnutrido".

Hay dos condiciones básicas que por lo regular se encuentran presentes en las enfermedades o padecimientos: una etapa aguda y dolorosa y una etapa crónica que existe de tiempo atrás y que generalmente está reprimida. Una condición crónica es un estado de toxicidad subactiva que se localiza en cualquier órgano afectado. Este estado crónico, subactivo, cobra mayor actividad cuando el tejido en cuestión se alimenta de los nutrientes químicos adecuados. Todo tejido hiperactivo agotará los elementos químicos con mayor celeridad que como se le puedan suministrar, y deberá ser reparado y reconstituido. Requerimos de un conveniente suministro de elementos químicos para poder contrarrestar el deterioro de los tejidos y evitar así que en el futuro se agoten o queden completamente exhaustos.

ELEMENTOS QUÍMICOS

¿Cuáles son los elementos químicos necesarios? Un hombre que pese alrededor de 70 kilogramos está formado de:

40 770 g de oxígeno	85 g de potasio
16 308 g de carbono	71 g de sodio
6 342 g de hidrógeno	57 g de flúor
1 700 g de calcio	42 g de magnesio
1 587 g de nitrógeno	7 g de silicio
567 g de fósforo	5 g de hierro
113 g de cloro	Indicios de yodo
99 g de azufre	Indicios de manganeso

Las principales sustancias químicas que el cuerpo requiere son las siguientes:

Tiroides	Yodo
Intestinos	Magnesio
Cerebro y sistema nervioso	Fósforo y manganeso
Corazón	Potasio
Riñones	Cloro
Piel y circulación	Azufre, silicio y oxígeno
Uñas y cabello	Silicio
Bazo	Flúor y cobre
Dientes y huesos	Flúor y calcio
Glándulas suprarrenales	Zinc (indicios)
Hígado	Azufre y hierro

Glándula pituitaria	Bromo
Estómago y sistema digestivo	Cloro y sodio
Tejidos y secreciones	Potasio y cloro
Pulmones y aparato respiratorio	Oxígeno y hierro

Así se compone la lista de los 16 elementos químicos que encontramos en el hombre, debida principalmente al trabajo del doctor V. G. Rocine, con quien estudié extensamente. En sus propias palabras: "Un cuerpo que goza de un buen equilibrio químico es un cuerpo saludable". Existen otros minerales de los cuales aparecen algunos indicios en el cuerpo, pero trataremos aquellos elementos principales que componen el organismo. En las páginas siguientes se presentan breves resúmenes concernientes a los 16 elementos químicos: la más grande historia que la Tierra puede contarnos, ya que somos el polvo de la Tierra.

Los cuatro elementos que con mayor frecuencia escasean en las personas que recurren a mí son: calcio, sodio, yodo y silicio. Debemos saber la forma en que estos elementos influyen en el organismo y en qué alimentos están presentes y, asimismo, conocer los otros doce elementos.

Al hablar de los elementos químicos que nuestro cuerpo necesita creo que sería conveniente reconocer que esas sustancias a las que nos referimos y que son necesarias para nuestro organismo son los elementos que Dios entrega a través de la naturaleza para consumo del cuerpo humano. Llegan a nosotros mediante los reinos vegetal y animal. Estos elementos reciben el nombre de sustancias bioquímicas. *Bio* es un prefijo griego que significa "vida". Y tenemos necesidad de estos elementos que nos dan la vida.

Cuando nos referimos al sodio y al hecho de introducir las sales de sodio en nuestro cuerpo, no estamos hablando de la sal de mesa que todos conocemos y que se vende en las tiendas. Debe provenir de los alimentos en los que está por naturaleza, tales como el apio, el quingombó *(okra)*, el higo, etcétera. Las tabletas de sal que se usan regularmente en casos de transpiración excesiva no son las adecuadas para consumo del hombre. Nuestros alimentos deben ser la fuente de la que obtengamos las sales de sodio de tipo bioquímico. Si una persona transpira en exceso deberá tomar tres tabletas de quingombó y tres de apio con cada comida, o si lo prefiere, tomarlas con agua entre comidas. De esta manera se restituyen las sales de sodio que se hayan perdido.

Calcio (el que une)

El calcio es el cicatrizante del cuerpo. Todos los tejidos necesitan calcio si ha de llevarse a cabo alguna cicatrización. El principal servicio que el calcio proporciona es el de formar los huesos y los tejidos del corazón. Los huesos sueldan bien cuando se dispone de una adecuada cantidad de calcio, y los tejidos con frecuencia cicatrizan rápidamente si se suministra la cantidad apropiada del mismo. El calcio elimina las impurezas del cuerpo y es muy indispensable para mantenerlo sano. Los padecimientos tales como hemorragias, superficies escoriadas o irritadas, tuberculosis, mala circulación, enfermedades de los huesos, caries dental, articulaciones débiles, reumatismo, artritis, llagas, fiebre y asma indican, todos ellos, la necesidad de calcio. El tono y la potencia corporal dependen del calcio. Todo cuerpo cansado carece de calcio.

La mejor manera de obtener calcio es ingiriendo leche cruda de cabra, leche cruda de vaca y cualquier vegetal fresco. Todos los granos naturales, no refinados, tienen un alto contenido de calcio. La col cruda contiene mucho calcio. Todos los jugos vegetales ayudan a introducir este mineral en nuestro organismo. Una de las mejores cosas que sabemos que contribuyen a fijar el calcio en el cuerpo es el empleo de un caldo de vegetales en forma de polvo: una cucharada mediana en un vaso de leche cruda. Y una de las mejores maneras de regular el calcio que haya dentro del cuerpo es mediante el uso de aceite de hígado de bacalao, importado de Noruega. El trigo de Montana del Norte, el trigo del condado Deaf Smith en el estado de Texas o el trigo de Canadá son excelentes fuentes de calcio. El queso suizo, el queso de cabra y los quesos duros tienen un alto contenido de calcio.

Sodio (el elemento de la juventud)

Considero al sodio como el segundo elemento bioquímico en importancia para el bienestar de nuestro cuerpo. Al sodio se le llama elemento de la juventud. Nos mantiene activos, jóvenes y flexibles. Es necesario para eliminar adecuadamente el bióxido de carbono de nuestro sistema. El sodio mantiene flexibles las articulaciones y confiere a las paredes del estómago la alcalinidad requerida para que secreten la cantidad necesaria de ácido clorhídrico. Es uno de los minerales que encontramos en los alimentos y que nos es indispensable para mantener la salud.

El sodio hace que el calcio sea más soluble y que se pueda transformar en tejido óseo. Mantiene y nutre la alcalinidad del cuerpo. Es esencial para el funcionamiento apropiado de la bilis, los jugos gástricos y las secreciones glandulares. Los alimentos que contienen sodio contribuyen al proceso digestivo. Cuando padecemos de gases, dispepsia, eructos, abotagamiento, podemos estar seguros de que estos trastornos gastrointestinales se deben a una deficiencia de sodio. Los dolores en las articulaciones, el reumatismo, la artritis, la neuritis, las neuralgias y todas las inflamaciones del cuerpo indican la necesidad de sodio para neutralizar los ácidos que causan estos padecimientos.

Cuando se altera el equilibrio del agua contenida en nuestro cuerpo debemos preguntarnos si estamos consumiendo la cantidad adecuada de sodio, del cual el jugo de apio tiene mucho. De hecho, el quingombó *(okra)* y el apio son los alimentos que más sodio contienen entre todos los del reino vegetal. El suero y el queso de cabra contienen mucho sodio; lo mismo puede decirse de la leche, las fresas, las manzanas y de la mayoría de las frutas. Los higos negros tienen un alto contenido de sodio y en combinación con la leche cruda de cabra constituyen una excelente dieta a corto plazo para aquellas personas que padecen artritis.

Yodo (el metabolizador)

El yodo es uno de los elementos químicos más necesarios para el correcto funcionamiento glandular, en especial el de la glándula tiroides. La mayoría de mis pacientes presentan desórdenes metabólicos, es decir, sufren de pies fríos, mala circulación, trastornos de la digestión, problemas de peso, padecimientos nerviosos y emocionales que generalmente derivan de un desequilibrio químico de la glándula tiroides. El yodo es necesario para un adecuado funcionamiento de esa glándula y para una correcta regulación del calcio existente en el cuerpo. Cuando tiemblan las manos, cuando la piel se vuelve áspera y el cabello se reseca existe deficiencia de yodo. Cuando la boca se seca y el agua no sacia la sed, cuando no soportamos subir en un elevador y nos afectan las alturas, cuando no podemos permanecer dentro de una habitación con las ventanas cerradas ni toleramos nada ajustado alrededor del cuello estamos ante los síntomas de la deficiencia de yodo. Gran parte de nuestra irritabilidad, de la falta de estabilidad mental y de la fatiga son efectos de la carencia de este elemento tan importante.

La mayor parte de los alimentos que se sirven en los restaurantes carecen de yodo. Los alimentos que han sido cocinados presentan apenas rastros de yodo, ya que se trata de un elemento soluble que escapa de los alimentos por la acción del vapor y se diluye en los líquidos que desechamos. Existen algunas zonas de cultivo que se denominan "libres de yodo" debido a que en esos terrenos no lo hay y, en consecuencia, ese elemento no está presente en los vegetales que ahí se cultivan. Las personas que habitan en tales zonas son propensas a padecer bocio, de ahí que a tales sitios se les llame también "los cinturones del bocio". Las lluvias han lavado el yodo de nuestros suelos y los ríos lo han llevado hasta el mar, como ocurre en el caso del Valle de Hunza, en la India, y como es también el caso de Suiza. Ésta es una de las razones de que exista un alto contenido de yodo en la vegetación de los océanos y en los peces. Si nos hace falta yodo debemos obtenerlo de las plantas marinas, de las algas, de todo marisco de carne blanca que tenga aletas y escamas, y de los alimentos cuyo cultivo se lleve a cabo en la cercanía de los mares.

Toda persona que se alimente con una dieta de alto contenido de almidones y que coma alimentos cocidos, generalmente presenta deficiencias de yodo. Se puede devolver al cuerpo el yodo que necesita tomando a diario tres o cuatro tabletas de rodimenia (algas rojas), o bien comiendo las hojas de dichas algas. Hay cientos de distintas plantas marinas que podemos emplear para cubrir nuestras necesidades nutricionales de yodo. La yema del huevo tiene un alto contenido de yodo. Podemos tomar jugo de piña, ya que es una de las plantas que se cultivan en las costas. Las cebollas tienen mucho yodo, y hay pequeñas cantidades de yodo en todos los vegetales crudos. Cuando nuestro organismo presenta deficiencias de yodo los tejidos se hacen flácidos, se produce una saliva espumosa y los movimientos del cuerpo tórnanse violentos e imprecisos. La timidez, los complejos de inferioridad, las alteraciones del carácter y la confusión mental pueden deberse, todos ellos, a la falta de yodo. No debemos olvidar que el yodo al que nos referimos es aquel que ha sido preparado para nosotros en su forma bioquímica y que está presente en las plantas marinas y en los peces.

Silicio (el elemento magnético)

El silicio es el elemento químico al que llamamos "el cirujano". Lleva a cabo una buena parte del trabajo de reestructuración. Es uno de los elementos trabajadores que nos hacen falta para reemplazar los tejidos viejos por nuevos. Se encuentra en el cerebro y en las membranas nerviosas que contribuyen a mantener en funcionamiento nuestro sistema nervioso y nuestras facultades mentales. Se encuentra en el revestimiento de los órganos. Ayuda al aislamiento magnético de los nervios. Favorece las actividades de los tendones y de los ligamentos y es uno de los elementos que ayudan a conservar firmes y elásticos los músculos y a mantener caliente la sangre. Mantiene la piel y el cabello en buenas condiciones. Siempre que aparezca la formación de pus, eczemas, furúnculos, llagas, úlceras, degeneraciones de los dientes o de los huesos, o bien un crecimiento enfermizo, estaremos ante síntomas inequívocos de la necesidad de silicio. También es factor de la mayor importancia en la reconstrucción del sistema glandular.

Una de las mejores fuentes de silicio es la avena, pero debido al alto contenido de almidones pesados que ella contiene y siendo que la mayoría de las personas ya están sobrecargadas de almidones, empleamos el té de paja de avena. Este té debe cocerse a fuego lento de siete a diez minutos, utilizando una o dos cucharadas medianas de la paja de avena por cada taza de agua. Se le puede dar sabor con jugo de uva, con jugo de cereza negra, con jugo de manzana o de piña en lugar de azúcar. También se puede preparar una buena bebida de silicio con el té de salvado. Los brotes de diente de león, la cebada, el arroz silvestre, el centeno y las coles de Bruselas son todos excelentes fuentes de silicio. Todas las cascarillas de los granos tienen un alto contenido de silicio. La razón por la cual tantas personas carecen de las cantidades adecuadas de este elemento es porque se alimentan de granos refinados. Al preparar las harinas despojando a los granos la parte que los recubre, que es la que contiene el silicio, privamos a nuestra alimentación de este valioso elemento. La paja del trigo y la de la avena contienen un 84% de silicio, lo cual hace de ellas dos de los mejores alimentos que pueden aportarlo. Prácticamente a todos mis pacientes les aconsejo el empleo de la cascarilla del arroz.

Oxígeno (el elemento vital)

El oxígeno penetra en todas y cada una de las células del cuerpo, influyendo en los procesos de formación y de destrucción. Afecta de manera diferente a cada individuo, dependiendo de los otros elementos químicos presentes en el organismo. Requerimos de un gran suministro de oxígeno, necesario para los pulmones, la sangre y los tejidos. El oxígeno mantiene la elasticidad de las arterias y el brillo de los ojos, al corazón lo conserva activo y ágil. Algunos de los alimentos ricos en oxígeno son: la clorofila líquida, los jugos de vegetales verdes, los tónicos de hierro, la carne roja jugosa, el betabel, la uva, el tomate rojo, la cebolla, el puerro, el jugo de cereza silvestre, etcétera. El sistema respiratorio necesita oxígeno, y el mejor "alimento" que podemos ofrecerle es un aire limpio y fresco, como el que encontramos en las montañas. El hierro atrae al oxígeno al interior del cuerpo.

Carbono (el elemento del crecimiento)

El carbono es el principal elemento del crecimiento. Siempre que el carbono y el oxígeno entran en funcionamiento, uno sobre el otro, se produce una generación de calor y de crecimiento, así como una generación de ácido carbónico. El carbono es el elemento básico del nacimiento y de la vida de la célula, y es el principal responsable del funcionamiento del sistema vital. Un exceso de este elemento se traduce en obesidad, furúnculos, degeneración grasosa, anemia y presión arterial alta. El carbono, o sus compuestos en forma de alimentos, está presente sobre todo en los almidones, los azúcares, las grasas y también en la mayoría de las proteínas. Para contrarrestar un exceso de carbono habrá que evitar los alimentos que contengan grasa, tales como las carnes grasosas, los pescados aceitosos, los gansos, así como las salsas y los embutidos que contengan grasa. Los alimentos con poca cantidad de grasas son: el robalo, el caldo de huesos, la leche entera, la leche de cabra, los quesos y el requesón, la coliflor, las zanahorias tiernas, la col tierna, la remolacha, los ejotes, el arándano y sus similares, la zarzamora y sus similares, etcétera.

Hidrógeno (el elemento humectante)

Se encuentra en el agua y por lo tanto en la sangre y en todas las secreciones del cuerpo; en los tejidos blandos, en la linfa, en el cerebro, en los pulmones, en las glándulas, en el hígado, en los riñones, en el bazo, en el páncreas. Los alimentos que contienen hidrógeno son aquellos que aportan humedad, tales como: chabacano, cerezas, todas las moras, los jugos de frutas, col, lechuga, acelgas, berro, etcétera. Los nervios deben estar bañados de una humedad refrescante. Sin el hidrógeno, la sangre no circularía y las materias tóxicas y de desperdicio no podrían ser expulsadas del cuerpo. Sin embargo, un exceso de agua en el organismo da origen a una presión sobre los órganos del cuerpo y a un alargamiento de los mismos.

Nitrógeno (el elemento moderador)

El nitrógeno, que se encuentra en los alimentos o en el aire, es un elemento moderador, lo opuesto al oxígeno. El oxígeno es como el fuego. El nitrógeno es la tranquilidad misma. Sin el nitrógeno, el oxígeno nos consumiría y la vida dejaría de existir. El nitrógeno penetra en los tejidos humanos bajo muchos y diversos nombres. Está presente en los tejidos sólidos elásticos, en la linfa, en los músculos y en el plasma sanguíneo, en el cristalino del ojo, en el tejido conjuntivo, en las membranas mucosas, en la piel, en el cabello, en las uñas, etcétera. La principal fuente de abastecimiento del nitrógeno está en las proteínas, que son los principales constructores de los músculos. El nitrógeno produce calor y energía muscular. Su deficiencia lleva consigo agotamiento de los músculos, entumecimiento, sensación de cansancio, etcétera. Sin embargo, un exceso de nitrógeno provoca autointoxicación, estancamiento, hinchazón, pérdida de la memoria, dolores de cabeza, crecimiento del corazón, etcétera, de manera que es muy importante mantener un adecuado balance de nitrógeno en el cuerpo. Los alimentos ricos en nitrógeno son: las almendras, los frijoles, la carne, el pescado, el queso de cabra, la carne de ternera, el hígado, la carne de codorniz, el queso suizo y otros quesos, así como el pan sin levadura. Los alimentos con bajo contenido de hidrógeno son: la col tierna, el suero de leche, la *okra*, las aceitunas maduras, el perejil, el chabacano, las alcachofas, los ejotes, las zanahorias tiernas, la lechuga romana, los tomates rojos, el nabo, el jugo de cereza silvestre, el aceite de gaulteria, etcétera.

Fósforo (el portador de luz)

El fósforo se encuentra principalmente en el sistema nervioso, en donde es tan necesario. Es un elemento constituyente de los huesos y del cerebro. Forma los nervios y alimenta al cerebro, origina el poder del pensamiento, estimula el crecimiento del cabello y de los huesos y contribuye en el proceso de pensar. Los síntomas de una deficiencia de fósforo son: pérdida de la paciencia, neurosis, extremo nerviosismo, psicosis, temores y ansiedad. Los alimentos que contengan fósforo deben consumirse junto con los que contengan azufre, y son controlados por el yodo. El fósforo también necesita del oxígeno. Un exceso de fósforo ocasionará debilidad de los riñones y pulmones. Las principales fuentes de fósforo son: los mariscos, la leche, la yema cruda de huevo, la chirivía, el trigo entero, la cebada, el maíz amarillo, las nueces, los chícharos, los frijoles, las lentejas, la leche de cabra, el requesón, la lecitina y la hueva de bacalao.

Cloro (el limpiador)

Se encuentra primordialmente en el sistema digestivo y en las secreciones, en donde es necesario. Es el limpiador del cuerpo; expele los desperdicios, refresca, purifica y desinfecta. Su deficiencia contribuye al mal funcionamiento del hígado y a la inflamación de las glándulas. La leche de cabra nos proporciona el cloro que, debido a su acción germicida, actúa con efectividad en los padecimientos de los riñones. Otras fuentes principales de este elemento son: la leche cruda, el pescado, el queso, el coco, la remolacha, los rábanos, los higos secos, las escarolas, el berro, los pepinos, las zanahorias, el puerro, el queso roquefort, el queso azul danés, el queso suizo, el queso italiano y todos los vegetales frescos.

Azufre (el nivelador)

Es un elemento químico que está presente en el cerebro y en los tejidos. Se encuentra principalmente en el sistema nervioso, en donde es muy necesario. El azufre conserva el tono del sistema, purifica y activa el organismo, intensifica los sentimientos y las emociones. El azufre requiere del yodo para trabajar adecuadamente. El encauzamiento de nuestras fuerzas hacia las metas e ideales se verá estimulado por los alimentos que contengan azufre. Los síntomas de la deficiencia de azufre son: inquietud, "mala cara", dormir tarde y despertar temprano, poco apetito por las mañanas, extremos de todas clases y piel de apariencia anémica. Como síntoma de un exceso de azufre la cara presenta ardores. El exceso de azufre nos indica la necesidad de consumir alimentos que contengan cloro y magnesio. Las principales fuentes de azufre son: la col, la coliflor, las cebollas, los espárragos, las zanahorias, el rábano picante, los camarones, las castañas, los brotes de mostaza, los rábanos, las espinacas, el puerro, el ajo, las manzanas, las hojas y tallos de los nabos y la remolacha, las ciruelas, la ciruela pasa, el chabacano, los duraznos, la yema cruda del huevo y los melones.

Potasio (el alcalinizador)

Es un elemento químico propio de los tejidos y de la secreción, se encuentra principalmente en el aparato digestivo, en donde es necesario. El potasio es un cicatrizante del cuerpo, es un activador del hígado, confiere elasticidad a los tejidos, hace que los músculos sean flexibles; crea la gracia, la belleza y la buena disposición. El potasio es altamente alcalino. Los síntomas de su deficiencia son: deseos de tomar bebidas frías o ácidas y alimentos amargos. Las principales fuentes para su obtención son: el caldo de cáscaras de papa, el diente de león, el eneldo, la salvia, las aceitunas secas, el perejil, el arándano y sus similares, los duraznos, la ciruela pasa, el coco, la uva espina, la col, los higos y las almendras. El potasio es un alimento específico para el corazón y que se encuentra en los alimentos amargos y en la mayoría de las hierbas.

Flúor (el opositor de las enfermedades y embellecedor del cuerpo)

Se encuentra y es necesario principalmente en el sistema estructural, en el esmalte de los dientes y en la preservación de los huesos. Es un opositor de las enfermedades y un embellecedor del cuerpo; le da fuerza a los tendones y ayuda a los huesos a soldar. El flúor se combina con el calcio, se almacena en el bazo, en la estructura ocular y en los tejidos elásticos. El flúor se destruye con las altas temperaturas. La leche cruda de cabra contiene la más alta cantidad de flúor. Otras fuentes principales son: la coliflor, la col, el queso, la leche de vaca, la yema cruda del huevo, el aceite de hígado de bacalao, las coles de Bruselas, las espinacas, los tomates rojos, el berro, los vegetales que se usan en ensaladas y el robalo.

Magnesio (el relajante)

Es el laxante que proporciona la naturaleza, un mineral propio de los nervios. Se encuentra y es necesario principalmente en el sistema digestivo. Evita y corrige la autointoxicación, refresca el sistema y es un fomentador de nuevas células en el organismo. Los síntomas de la deficiencia de magnesio son: un temperamento inflexible, hiperexcitabilidad y un exceso de estados emocionales. Sus principales fuentes son: la toronja, la naranja, los higos, la cebada integral, el maíz, alimentos hechos con maíz amarillo, el salvado de trigo, el coco, la leche de cabra y la yema cruda del huevo.

Hierro (el portador del oxígeno)

Como portador del oxígeno es necesario en la sangre. Previene la anemia, fomenta la vitalidad y la ambición. Los alimentos que contienen hierro atraen al oxígeno. Los síntomas de una deficiencia de hierro son: debilidad, lasitud, erupciones cutáneas, leucorrea, tendencia hacia el llanto, el magnetismo personal se ve frecuentemente afectado, problemas de asma, bronquitis y hemorragias. Las principales fuentes para obtenerlo son: los vegetales de hojas verdes, las zarzamoras silvestres, las cerezas negras, la yema de huevo, el hígado, los ostiones, el caldo de cáscaras de papa, el trigo integral, el perejil, la chirivía, las espinacas, las acelgas, el queso oscuro de cabra, las alcachofas, los espárragos, el té de ortiga, el puerro, la carne de cordero, la cebolla blanca, los alimentos hechos con centeno integral y los tallos y hojas de los vegetales.

Manganeso (el elemento del amor)

Es un elemento de la memoria, confiere fuerza a los tejidos para revestir la estructura del cuerpo, aumenta la resistencia, mejora la memoria, coordina pensamiento y acción, y es necesario principalmente en el sistema nervioso. El manganeso necesita del hierro y del fósforo. Como indicaciones de una deficiencia de manganeso tenemos: la neuralgia facial, un temperamento colérico y callado y calambres en el recto después de las comidas. Las principales fuentes de manganeso son: las hojas del mastuerzo, la yema cruda del huevo, las almendras, la nuez negra, los berros, la menta, el perejil, el aceite de gaulteria, las endibias y las avellanas.

Régimen alimentario cotidiano del doctor Jensen

Debemos acostumbrarnos a observar el siguiente régimen alimentario general en nuestra vida diaria. El régimen es una manera sana de vivir, ya que cuando se sigue no tenemos que preocuparnos por las vitaminas, los elementos minerales ni las calorías.

La mejor dieta a lo largo del día consiste en dos frutas distintas, de cuatro a seis vegetales por lo menos, una proteína y un almidón, que deberán tomarse con jugo de fruta o de verduras entre comidas. Coma por lo menos dos vegetales de hoja al día. De la comida que consuma cada día, deberá haber entre un 50 y un 60% de alimentos crudos. Considere este régimen como una ley de la dietética.

Reglas para la alimentación

1. No fría los alimentos ni use aceite caliente.

2. Si su mente y su cuerpo no quedaron completamente satisfechos con la comida anterior, deberá evitar la siguiente comida.

3. No coma a menos que sienta enormes deseos de tomar el más sencillo de los alimentos.

4. No coma lo que no necesita.

5. Asegúrese de masticar completamente sus alimentos.

6. No coma si siente algún dolor, si se siente emocionalmente perturbado, si no tiene hambre, si siente frío o demasiado calor, ni durante una enfermedad aguda.

Leyes de la curación por medio de los alimentos

1. Alimentos naturales: entre un 50 y un 60% de los alimentos que se consuman deben ser crudos.

2. Su dieta debe ser alcalina en un 80% y ácida en un 20%. Consulte la lista de alimentos ácidos y alimentos alcalinos al final de esta sección de comidas.

3. Proporción: seis vegetales, dos frutas, un almidón y una proteína, cada día.

4. Variedad: cambie de azúcares, proteínas, almidones, verduras y frutas de una comida a otra y de un día para otro.

5. Sobrealimentación: puede llegar a matarse con la cantidad de alimentos que coma.

6. Combinaciones: separe los almidones y las proteínas, unos en la comida del mediodía y las otras en la cena. Coma fruta en el desayuno y a las tres de la tarde.

7. Cocine sin agua, cocine sin usar un calor intenso, cocine evitando que el aire toque los alimentos calientes.

8. Cocine sus alimentos en el horno, en la parrilla o en el asador. Si le gusta la carne, cómala, pero consuma carne magra, nada de grasa ni de carne de puerco. De ser posible, ingiera verduras que no hayan sido fumigadas y tan pronto como pueda después que hayan sido recolectadas.

9. Para cocinar use utensilios de acero inoxidable, que trabajen con calor bajo.

10. Su dieta debe formarse con los colores del arco iris.

Antes del desayuno

Al levantarse y media hora antes del desayuno tome cualquier jugo natural de fruta que no esté endulzado, como por ejemplo de uva, piña, ciruela pasa, higo, manzana o cereza negra.

También se puede usar la clorofila líquida: tome una cucharada mediana disuelta en un vaso de agua. Si lo desea, puede tomar una bebida de caldo y lecitina. (Esta bebida se prepara de la manera siguiente: disuelva una cucharada mediana de caldo de vegetales en polvo y otra cucharada mediana de lecitina granulada en un vaso de agua tibia.) Puede tomar cualquier jugo de fruta o de verdura. Al levantarse, siempre tome algún líquido, antes que nada, para limpiar los riñones y la vejiga.

Después del jugo de fruta y antes del desayuno siga este programa: cepillado de la piel, ejercicio, caminata, respiraciones profundas o práctica de algún deporte. Tome un baño en la regadera: comience con agua tibia y vaya cambiándola paulatinamente por agua fría, hasta que se acelere su respiración. Nunca se bañe inmediatamente después de levantarse.

Desayuno

Frutas en compota, un almidón y una bebida de salud, o bien dos frutas, una proteína y una bebida de salud. (Los almidones y las bebidas de salud se describen en las sugerencias para la comida.) Se puede comer frutas remojadas como los chabacanos sin azufre, ciruelas pasas o higos. Frutas de cualquier clase como: melón, uvas, duraznos, peras, moras o manzana al horno, las cuales pueden espolvorearse con un poco de cacahuates o con crema de nuez. Siempre que sea posible coma fruta de la estación.

Consejos útiles

Fruta deshidratada reconstituida: cúbrase con agua fría y que dé un hervor, déjese reposar toda la noche. Las pasas se pueden preparar simplemente rociándolas con agua hervida. Mediante este procedimiento se mata cualquier insecto o sus huevecillos.

Cereal de granos integrales: para cocinarlo adecuadamente

con el menor calor posible, use una vaporera de doble fondo o habrá que cocer el cereal en un termo.

Complementos (agréguense al cereal o a las frutas): semillas de girasol, cascarilla de arroz, germen de trigo, semilla de lino. Agregar aproximadamente una cucharadita mediana de cada uno. Se puede, inclusive, espolvorear el cereal con un poco de algas marinas y caldo en polvo.

A las 10:30 de la mañana, caldo de verduras, jugo de verduras o de fruta.

Comida

Ensalada cruda, o bien la que se indique; uno o dos almidones,* según indicaciones, y una bebida de salud. Consulte las sugerencias para las ensaladas en el libro de cocina y guía de alimentos del doctor Jensen: *Alimentos vitales para una salud completa.*

Vegetales para la ensalada cruda: tomates verdes, lechuga (únicamente las verdes y de muchas hojas, como la romana), apio, pepino, germinado de soya, pimiento verde, aguacate, perejil, berros, endibias, cebollas y col, siendo estas dos últimas vegetales que contienen azufre.

Almidones

Alimentos a base de maíz amarillo, papas al horno, plátano al horno (o por lo menos totalmente maduro), cebada (que es un alimento para el invierno), arroz moreno o arroz silvestre cocido al vapor, mijo (cereal), calabacitas (de las variedades banana o Hubbard), harina de avena, cereal de trigo integral, alimento del doctor Jackson, granos integrales, pan de trigo compuesto (trigo integral, centeno, soya, pan de maíz, molletes de salvado, hojuelas de centeno, preferentemente).

* Si está siguiendo un régimen estricto, use diariamente sólo uno de los primeros siete almidones. Varíe los almidones de un día a otro.

Bebidas

Caldo de vegetales, sopa, sustituto de café, leche entera, leche cruda, té de tallos de avena, té de menta, té de moras, té de papaya o cualquier otra bebida de salud.

Vegetales para ensaladas

Use muchos vegetales verdes. Elija cuatro o cinco de entre los siguientes: lechuga de hoja, berro, espinaca, hojas de remolacha, perejil, germinado de alfalfa, col, remolacha tierna, hierbas, cualquier hoja verde, pepino, germinado de soya, cebolla, pimiento verde, pimentón, zanahoria, nabo, calabacitas, espárragos, apio, *okra*, rábanos, etcétera.

A las tres de la tarde, un combinado de salud, o bien jugo o fruta.

CENA

Ensalada cruda, dos verduras cocidas, una proteína y una bebida de salud o un caldo, si se desea.

Verduras cocidas: chícharos, alcachofas, zanahorias, remolachas, nabos, espinacas, hojas de remolacha, ejotes, acelgas, berenjena, calabacitas, calabacita amarilla y las verduras que contienen azufre tales como: brécoles, coliflor, col, germinados y cebollas o cualquier otro vegetal que no sea la papa.

Bebidas

Caldo de vegetales, sopa o bebida de salud.

Proteínas

Una vez a la semana: pescado; coma pescado blanco como es el lenguado, el hipogloso *(halibut),* la trucha o la mojarra. Para los vegetarianos: frijol soya, frijoles de la variedad "lima", queso fresco (requesón), semillas de girasol o bien otras semillas, también mantequilla de semillas, mantequilla de nueces, leche de nuez y huevos.

Una vez a la semana: tortilla de huevos.

Dos veces por semana: requesón o cualquier otro queso fresco.

Tres veces por semana: carne, únicamente carne magra. Nunca ingiera carne de puerco, grasas o carnes curadas. Para los vegetarianos: sustitutos de carne o proteínas vegetales.

Si en esta comida consume una proteína se permite también un postre de salud, aunque no se recomienda. Nunca consuma proteínas al mismo tiempo que almidones. (Nótese cómo se presentan por separado.)

Puede intercambiar la comida de la noche por la del mediodía, pero siga el mismo régimen. La asimilación de los alimentos crudos depende del ejercicio, y por lo general hacemos más ejercicio después de la comida del mediodía. Es por esto que se recomienda una ensalada cruda al mediodía. Si consume usted emparedados, coma también verduras al mismo tiempo.

Ejemplos de menús para el desayuno

Manzana al horno, zapotes.
Almendras crudas picadas.
Leche agria, complementos.
Té de hierbas.

Higos frescos.
Cereal de maíz, complementos.
Té de bejuco.
Agregar huevos o mantequilla de nuez, si se desea.

Duraznos deshidratados reconstituidos.
Cereal de mijo, complementos.
Té de alfalfa-menta.
Agregar huevos, queso o mantequilla de nuez, si se desea.

Ensalada de vegetales con mayonesa de salud, si se desea.
Espárragos al vapor.
Arroz integral al vapor.
Caldo de vegetales o té de hierbas.

Pimiento verde al horno adornado con berenjena y tomates rojos.
Papa al horno y/o mollete de salvado.
Sopa de zanahoria o té de hierbas.

Ensalada cruda con aderezo de crema agria.
Frijoles verdes cocidos.
Pan de maíz y/o calabacitas Hubbard al horno.
Té de sasafrás.

Ejemplos de menús para la cena

Ensalada con aderezo de yogur y limón.
Verduras al vapor.
Remolachas.
Pescado con rodajas de limón.
Sopa de puerro.

En salada.
Ejotes cocidos.
Pan de zanahoria y queso.
Té limón.
Gelatina de duraznos frescos.

Apio y zanahorias picados.
Espinacas al vapor (cocidas sin agua).
Tortilla de huevos esponjada.
Caldo de vegetales.

La siguiente lista de alimentos es de **Ragman Berg**, de **Alemania**.

Alimentos libres de almidón

Alcalinos: alfalfa, espárragos, habichuelas (con vaina crema), hojas de remolacha, col, zanahorias, coliflor, achicoria, maíz, diente de león, endibias, rábano picante, colinabo, lechuga, *okra,* cebollas, perejil, chícharos (frescos), rábanos, tomillo, acedera, productos de soya, calabacita amarilla, nabo, alcachofas, ejotes, remolacha (entera), brécoles, col morada, hojas de la zanahoria, apio, coco, pepinos, berenjena, ajo, col rizada, puerro, hongos, aceitunas (maduras), salsifí, chirivía, pimientos (dulces), rutabaga, lechuga marina (una de las muchas algas verdes del género *Ulva),* espinacas, germinados, acelgas y berro.

Proteínas y frutas

Ácidas: carne de res, pollo, requesón, pato, pescado, cordero, ostiones, conejo, pavo, ternera, leche entera, almejas, cangrejo, huevos, ganso, gelatina, langosta, nueces, carne de puerco, azúcar morena y tortuga.

Alcalinas: miel (pura), manzana, aguacate, arándano, dátil, uvas, limón, naranja, pera, piña, ciruela pasa, ruibarbo, todas las moras, chabacanos, melón, grosellas, higos, toronja, limas, duraznos, zapotes, ciruelas, pasas, tomates rojos.

Alimentos que contienen almidones

Ácidos: frijoles, pan, avellanas, derivados del maíz, harina de gluten, macarrones, mijo, cacahuates, chícharos (secos), arroz (moreno), col picada en salmuera, cebada, alubias, cereales, maíz, galletas, almidón de maíz (fécula de maíz), lentejas, elotes, avena, mantequilla de cacahuate, papas (dulces), arroz (descortezado), harina de centeno, tapioca y centeno.

Alcalinos: plátanos, papas (blancas), calabacitas (de la variedad Hubbard) y calabaza.

Los alimentos que no contienen almidones se mezclan con las proteínas, con frutas o con almidones. Las proteínas y las frutas no se mezclan convenientemente con alimentos que contengan almidones.

La naturaleza nos ha dado cientos de alimentos que contienen elementos curativos que ayudan a nuestra salud y bienestar. Debemos estudiar estos alimentos y analizar y comprender sus propiedades curativas naturales.

Enormes cantidades de los alimentos y bebidas comerciales se transforman en venenos de lenta acción debido precisamente a lo que no contienen, ya que carecen de los elementos químicos necesarios para mantener y reconstituir las células y tejidos del cuerpo.

La observancia de las leyes de la salud nos conduce al goce de la vivacidad, la flexibilidad, la fuerza, la frescura y los atractivos de la juventud, aun en una edad avanzada.

Un auténtico químico especializado en nutrición sabe que los alimentos adecuados curan en tanto que conforman la sangre y tonifican los órganos, los centros nerviosos, los centros del cerebro y el sistema glandular. Cuando los elementos nutritivos que hacen falta se suministran en la debida proporción, los órganos cobran nuevos bríos. Un nuevo mundo se abre a la mente y a los objetivos de la creatividad.

NOTA DEL TRADUCTOR

En beneficio del lector será conveniente aclarar que muchos de los nombres de los vegetales que en este capítulo se mencionan cambian de país a país y, en ocasiones, de una localidad a otra, lo cual puede dar origen a confusiones. Inclusive, en el texto se mencionan vegetales que son prácticamente desconocidos fuera de Europa.

A continuación se da una lista de vegetales de uso muy frecuente en el texto, aclarando sus nombres:

Remolacha	=	Betabel
Puerro	=	Poro
Escarolas	=	Endibias
Chabacano	=	Albaricoque
Chícharos	=	Guisantes
Zapote	=	Placaminero

La lechuga de cabeza es la que en México se conoce como lechuga "romanita".

La lechuga romana que menciona el texto es la que en México se llama "lechuga francesa" y la que en el texto es "lechuga de hojas" equivale a la "lechuga orejona".

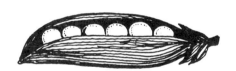

8. Combinaciones de alimentos y sugerencias para emprender el camino

A CONTINUACIÓN se presentan unas cuantas combinaciones de alimentos y se hacen algunas sugerencias.

RECETAS DE COMBINADOS

Combinado para limpieza del organismo

Partes iguales de:

Jugo de apio.
Jugo de perejil.
Jugo de zanahoria.

Combinado para las glándulas

Una yema de huevo.
1/4 de cucharada mediana de rodimenia (algas rojas).

Combinado de hierro

Partes iguales de:

Jugo de remolacha.
Jugo de espinacas.
Jugo de zarzamoras.

Combinado de belleza

Partes iguales de:

Jugo de pepino.

Jugo de berro.
Jugo de apio.
Jugo de tomate rojo.
Jugo de perejil.

Combinado para ojos limpios

Partes iguales de:

Jugo de berro.
Jugo de remolacha.
Jugo de zanahoria.
Jugo de uvas.

Combinado para la belleza del cabello

2/3 de té de paja de roble.*
1/3 de jugo de apio, de ciruela pasa o de higo.
1/4 de cucharada mediana de rodimenia (algas rojas).

Un buen cereal por las mañanas

Harina de maíz amarillo con pasas o dátiles. (Todo cereal cocido deberá pasarse por la licuadora para hacerlo terso y cremoso, utilice leche de nuez para mezclarlo. Caliéntelo a la temperatura adecuada para servirlo, pero *no* lo hierva.)

Una buena proteína de salud

Tortilla de huevos con germinado de alfalfa. (Bata los huevos y mézclelos con germinado de alfalfa. Cocínelos a temperatura suave.)

---

* Tal vez debería decirse té de paja de avena, que ya se mencionó con anterioridad. Podría tratarse de un error de imprenta en el original, confundiendo *oak*, roble, con *oat*, avena. *(N. del T.)*

LA BEBIDA FAVORITA DEL DOCTOR JENSEN

(Un sustituto de la leche que es un buen reconstituyente del cuerpo y que no produce catarros.)

Una cucharada sopera de harina de semilla de sésamo o de mantequilla.
Un vaso de líquido (jugo de fruta, jugo de verduras, leche de soya o caldo con agua).
1/4 de aguacate.
Una cucharada mediana de miel.
Mézclese en la licuadora durante 30 segundos.

SOPA DE CEBADA Y COL RIZADA VERDE

(La mejor sopa de calcio y lo mejor para el invierno.)

1/2 taza de cebada (habiéndola remojado durante la noche).
Un litro de agua.
Dos ramitas de apio, finamente picado.
Una cebolla, finamente picada.

Haga que todos los ingredientes suelten el hervor y luego cocínelos a fuego lento durante 40 minutos. Agregue en seguida los siguientes ingredientes, cocinándolos durante otros 20 minutos:

Dos a tres tazas de col rizada, finamente picada.
Dos cucharadas soperas de sazonador vegetal.

Cuando esté lista para servirla, agregue:

Perejil, finamente picado.
Una pizca de mantequilla.
Crema sin pasterizar.

Muela en la licuadora:

1/2 kilogramo de dátiles deshuesados.
1/4 de kilogramo de pasas.
1/4 de kilogramo de ciruelas pasa deshuesadas.
1/4 de kilogramo de higos (opcional).

Agréguese a lo anterior 125 gramos de nueces finamente molidas. Mézclese bien y amésese formando bolas que se revolcarán en coco. Adórnese con rebanadas de almendras y mitades de nueces.

BEBIDAS ESPECIALES

Bebida de proteínas

Una taza de leche agria.
Una cucharada sopera de harina de semilla de girasol.
Un huevo.
Dos ciruelas pasa deshuesadas, rehidratadas.

Bátase en la licuadora hasta que la mezcla adquiera consistencia cremosa.

Una comida en una bebida

1/2 taza de té de menta.
Una taza de jugo de manzana.
1/2 taza de jugo de naranja.
Una ciruela pasa deshuesada, rehidratada.
3/4 de taza de anacardo (nuez de acajú o nuez de la India).
1/2 taza de zanahorias picadas.
Dos ramitas de perejil.
1/2 taza de apio picado.
Dos hojas de consuelda.
1/2 taza de fruta fresca.

1/2 plátano maduro.
Un huevo.
Dos cucharadas medianas de germen de trigo.

Mézclese durante tres minutos. Bébase a sorbos, lentamente.

Bebida de almidones

Una taza de leche de soya.
1/4 de cucharada mediana de algas marinas.
Cuatro cucharadas soperas de cereal cocido.
Miel al gusto.
Unas gotas de vainilla pura.

Bátase en la licuadora hasta que adquiera consistencia suave.

Ponche de Hércules

1/2 taza de jugo de manzana.
Una cucharada mediana de aceite de germen de trigo.
Una cucharada mediana de harina de hueso.
Una cucharada mediana de leche en polvo descremada.
1/2 taza de jugo de papaya.
Una cucharada mediana de lecitina granulada.
Una cucharada mediana de levadura.

Mézclese en la licuadora hasta que adquiera una consistencia suave.

Bebida para los nervios

Un vaso de leche cruda de cabra.
Una cucharada mediana de mantequilla de nuez.
Una cucharada mediana de miel.
Una rebanada de aguacate.

Bebida para el hígado

Dos tazas de jugo de zarzamora.
Una yema de huevo.

Té de alfalfa-menta

Una cucharada sopera de alfalfa-menta.
Una taza de agua hirviendo.

Déjese reposar durante cinco minutos; endúlcese con miel.

Té helado

Una cucharada sopera de hierbabuena.
Una taza de agua hirviendo.

Déjese reposar por cinco minutos; endúlcese con una mezcla de una cucharada sopera de miel y una de jugo de naranja, si lo desea. Tómese con cubos de hielo, en un vaso alto, y adórnese con hojas de menta.

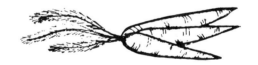

9. *Alimentos especiales*

LAS SUGERENCIAS siguientes constituyen un buen principio para la generalidad de las personas. Si es necesario un cuidado más completo de la salud, consulte la obra del doctor Bernard Jensen *La naturaleza es el remedio.*

CALDO DE CÁSCARAS DE PAPA

Usamos el caldo de cáscaras de papa siempre que se presenta una crisis de curación o para todas las condiciones de eliminación. Es uno de los más grandes alcalinizantes que podemos introducir en el organismo: un caldo rico en potasio.

Nos referimos al potasio como "el gran alcalinizador". En muchos casos, agregamos una taza de caldo de cáscaras de papa a la dieta diaria durante un mes, en combinación con alimentos ligeros a fin de curar las condiciones de acidez. Durante las crisis de curación se sugieren el caldo de cáscaras de papa y líquidos o alimentos ligeros.

El caldo de cáscaras de papa se prepara de la manera siguiente: corte las cáscaras de dos papas grandes de modo que aquéllas sean de aproximadamente un centímetro de grueso. Deseche el centro de las papas (porción ácida de este alimento). Agregue tres zanahorias, cinco ramas de apio y un puñado de perejil. Luego añada tres tazas de agua aproximadamente, hasta cubrir las verduras. Hierva a fuego lento durante veinte minutos. Cuélelo y beba una o dos tazas cada día, según las indicaciones del médico. Este caldo se debe tomar fresco, por lo que habrá que prepararse todos los días.

GERMINADOS

La dieta diaria debe incluir germinados de alguna semilla o germinados de frijol de soya. Son una buena fuente de celulosa, de silicio, de clorofila y de otros elementos necesarios para la conservación de la salud.

BEBIDA DE LECHE DE NUECES

Para aquellas personas a quienes no les está permitido beber leche ni consumir los derivados lácteos, la leche de nueces y semillas es un buen sustituto.

SEMILLAS DE SÉSAMO

Ricas en proteínas y minerales. Útiles en la lubricación del intestino.

LECHE DE ALMENDRAS

Remoje las almendras toda la noche en jugo de manzana o de piña, o en agua con miel. Esta operación suaviza la carnosidad de las almendras. Vacíe en la licuadora unos 85 gramos de almendras remojadas y unos 140 mililitros de agua (5 oz.); luego bata la mezcla de dos a dos minutos y medio; déle sabor agregando miel, cualquier clase de fruta, concentrado de manzana o de cereza, jugo de fresa, harina de algarroba, dátiles o plátanos. También puede beberse con alguno de los jugos de verduras. Inclusive, es posible preparar esta leche con otro tipo de nueces.

La leche de almendras se utiliza también para las sopas o los asados vegetarianos, como saborizante, además de llevarse bien con los cereales.

La leche de almendras es una bebida altamente alcalina, rica en proteínas y de fácil asimilación.

Leche de semilla de girasol

La semilla de girasol es la mejor proteína vegetariana. El mismo procedimiento que utilizamos para hacer la leche de nueces podemos emplearlo para preparar la leche de semillas de girasol, es decir, remojarlas por la noche, licuar y agregar sabor con frutas o jugos. Úsela en la dieta del mismo modo que se emplea la leche de almendras. Será mejor conseguir semillas de girasol enteras y mezclarlas en casa. Sin embargo, si no se dispone de una licuadora, se puede usar la harina de semilla de girasol.

Leche de soya

La leche de soya en polvo está en venta en todas las tiendas de alimentos naturales. Mezcle cuatro cucharadas soperas de leche de soya en polvo con medio litro de agua. Endúlcela con azúcar morena, miel o melaza y agregue una pizca de sal vegetal. Para darle sabor se le puede agregar cualquier fruta, concentrado de manzana o de cereza, algarroba en polvo, dátiles o plátanos. Asimismo puede añadírsele otro dulcificante natural. Consérvela en el refrigerador. Use esta leche para preparar recetas, lo mismo que si fuera leche de vaca. Su sabor y su composición se parecen mucho a la leche de vaca y se agria con la misma rapidez. Por lo tanto, no se debe preparar en cantidades demasiado grandes ni con demasiada antelación.

Magnífico reconstituyente cardiaco natural

Una de las mejores medicinas para el corazón con las que me he topado durante mis años de profesión es el cereal de trigo integral. Recién cosechado, el trigo entero conserva su germen y sus aceites están intactos. El germen de trigo es un especial reconstituyente cardiaco que contiene vitamina E, la vitamina del corazón. A las 16 horas de haberse cosechado se pierden muchos de los aceites contenidos en el trigo, por lo que es recomendable que use un trigo recién cosechado.

Media taza de trigo recién cosechado por taza y media de agua caliente. Colóquese dentro de un termo, tápese bien y déjese reposar toda la noche a fin de que el grano se remoje. Mediante este método el cereal no se pasará de punto en su cocción y las vitaminas no se destruirán por efecto de un calor intenso y no se disiparán sus vitaminas esenciales, ya que el aire no entra en contacto con el trigo. Use este preparado como cereal para el desayuno diario durante tres meses, o durante más tiempo si así lo desea.

La melaza oscura (sin azufre) es también un excelente reconstituyente cardiaco.

Caldo de hueso de ternera (rico en sodio)

Excelente para las glándulas, el estómago, los ligamentos y para los desórdenes de la digestión. Ayuda a conservar la juventud del cuerpo gracias a su alto contenido de sodio.

Use un hueso entero fresco de las articulaciones de la ternera. Luego de lavarlo con agua fría, colóquelo en una cacerola grande, cúbralo con agua hasta la mitad y agregue los siguientes ingredientes, todos finamente cortados.

Una y media tazas de cáscaras de manzana, de 1 cm de grueso.

Dos tazas de cáscaras de papa, de 1 cm de grueso.

Una ramita de apio, chica.

1/2 taza de quingombó. Emplee el enlatado si no puede conseguirlo fresco, o use una cucharada mediana de polvo.

Una chirivía grande.

Una cebolla.

Dos remolachas ralladas.

1/2 taza de perejil desmenuzado.

Cocine todos los ingredientes a fuego lento durante cuatro o cinco horas. Cuele el líquido y deseche todos los sólidos. Debe quedar aproximadamente un litro y medio de caldo. Bébalo caliente o tibio. Consérvelo en el refrigerador. Si lo desea, agregue salsa de soya para darle sabor.

VINAGRE DE JUGO DE MANZANA

Contiene mucho potasio y es bueno para sanar cualquier padecimiento de las mucosas o los catarros. Contribuye aportando el nutrimento tan necesario a los tejidos musculares. No USE VINAGRE BLANCO.

MELAZA NEGRA

Una excelente fuente de suministro de hierro y de minerales menores. Ligeramente laxante.

BRÉCOLES

Los brécoles son una mina de energía bioactiva, contienen grandes cantidades de clorofila, vitaminas y minerales.

CUIDADOS ESPECIALES PARA CONDICIONES ESPECIALES

Complementos y tónicos eficaces

Enfermedades y padecimientos de la piel. Dosis masivas de vitamina A. La vitamina A, presente en los aceites, resulta difícil de procesar para el hígado, pero la mejor vitamina A es una forma de aceite. A ciertos pacientes hospitalizados se les han llegado a administrar hasta 300 000 u. i. de vitamina A diariamente, durante un periodo que iba de dos semanas a dos meses; después 150 000 u. i. durante un mes; luego 90 000

u. i. durante otro mes, y más tarde 60 000 u. i. para otro mes más, hasta que los cambios adecuados se presentaran y se mantuvieran en el cuerpo. (Como observación especial, consulte siempre con su médico cualquier cambio que desee efectuar o cualquier programa que quiera seguir.)

Artritis. Té de semillas de alfalfa, caldo de hueso de ternera (siga la receta que se describió antes), lecitina y caldo: dos veces al día beba una cucharada sopera de lecitina granulada o líquida y una cucharada mediana de caldo de vegetales en polvo, disueltas en una taza de agua caliente.

Males cardiacos. Té del fruto del espino majuelo *(Crataegus oxyacantha),* vitamina E, el magnífico reconstituyente cardiaco (la receta se presentó antes), melaza negra y también los protomorfógenos (sustancias de origen animal para afecciones del corazón).

Un seguro para el invierno: vitaminas A y C. Una toma diaria de 30 000 u. i. de vitamina A servirá para prevenir problemas catarrales serios, y 2 500 mg de vitamina C beneficiarán a la generalidad de las personas. La vitamina D, la vitamina del Sol, es necesaria especialmente para aquellas personas que viven en lugares nublados en donde no siempre brilla el Sol.

Alteraciones de la digestión. Tabletas de alfalfa, que habrán de quebrarse antes de tragarlas (de 4 a 5 con cada comida). Dos tabletas de algún digestivo con cada comida. Vinagre de jugo de manzana: es muy bueno para la digestión tomar una cucharada sopera en un vaso de agua, todos los días antes del desayuno.

Exceso de gases. Digestivo pancreático de potencia cuádruple: una o dos tabletas con cada comida.

Estreñimiento. Remolacha cruda rallada en las ensaladas (use una cantidad aproximada al tamaño de una pelota de golf). La remolacha es también un buen limpiador para el hígado; también una cucharada sopera de melaza negra en una taza de agua caliente. Todas las calabazas amarillas, las verduras y la fruta son buenas para el intestino.

Tres prohibiciones

Pan. Todo paciente deberá considerar que debe descartar el pan de su dieta. Si una persona en realidad desea sanar, debe excluir de su dieta el pan, las pastas y todos los alimentos similares.

Lechuga de cabeza. La lechuga de hoja tiene 100 veces más hierro que la lechuga de cabeza (como la variedad Iceberg, por ejemplo). La lechuga de cabeza contiene también una sustancia que retarda la digestión y produce gases.

Frutas cítricas. Los cítricos se recolectan con dos meses de anticipación en lugar de dejarse madurar bajo los rayos del Sol, mientras se encuentran todavía en el árbol. Este ácido cítrico verde resulta muy irritante para el cuerpo. En ocasiones se permite la ingestión de cítricos que hayan madurado en el árbol, pero sólo cantidades pequeñas. Una razón de suma importancia para desechar las frutas cítricas es que éstas son muy activas dentro del organismo y provocan un intenso proceso de eliminación. El cuerpo no puede mantener el ritmo de la eliminación así producida. Las verduras van excluyendo los ácidos de manera lenta y absoluta, mientras que las frutas, en especial los cítricos, los eliminan violentamente.

LOS CUATRO MEJORES ALMIDONES

Para sustituir los alimentos de panadería, en especial aquellos que se hornean con trigo, debemos utilizar el centeno, la harina de maíz amarillo, el arroz moreno y el mijo. Estos cuatro cereales no provocarán un aumento de peso, ya que son ricos en gluten, como es el caso de las harinas de trigo y de avena. Estos cuatro cereales se deben cocer al vapor o cocinarse lentamente a fuego muy lento y nunca a una temperatura que sobrepase el punto de ebullición (100°C). Las altas temperaturas que se emplean para hornear el pan y las pastas destruyen la lecitina, la vitamina E y otros aceites esenciales, lo que da por resultado estreñimiento.

Restricción de la sal

En los casos severos, no permitimos que la dieta incluya sal. La sal no es buena en los casos en que hay problemas cardiacos o de circulación, ya que provoca que los tejidos retengan líquidos. Esto resulta un problema para el corazón y los riñones. El potasio es el elemento necesario para ayudar a eliminar los líquidos y para ayudar también al corazón, que es un órgano de potasio. El alimento que más potasio contiene es el berro; también las aceitunas negras secadas al Sol y las verduras amargas.

Cuatro complementos importantes

Existen cuatro complementos que recomiendo a casi todos mis pacientes. Todas las personas presentan deficiencias de ellos y fácilmente se pueden agregar a los cereales. Ellos son: germen de trigo, harina de semilla de sésamo o de girasol, cascarilla de arroz y harina de semilla de lino.

La dieta se combina con el ejercicio

Nadie puede sanar únicamente con una dieta. Es necesario el ejercicio adecuado. El ejercicio es el único estimulante que recomendamos y sus beneficios se presentan en la forma del buen descanso de que disfrutemos después de practicarlo.

Una dieta vegetariana inteligente

A quien observa una dieta lactovegetariana (sin incluir huevos), se le recomienda el *tofu* (queso fresco hecho a base de frijol soya). Quien sea lactovegetariano también deberá tomar leche cruda y comer quesos crudos. La leche de cabra es el mejor producto lácteo del que podemos disponer.

Un vegetariano por lo general necesita dos proteínas en su dieta diaria, ya que el calor del cuerpo no deriva de las proteínas frías y dicho calor es muy necesario para digerir las proteínas vegetarianas frías: así se presenta el ciclo. Si el vegetariano incluye nueces y semillas en su dieta, éstas deberán prepararse en la forma de mantequilla de nueces o de semillas. Las nueces duras, tal y como se presentan a la venta, no son muy digeribles y se asimilan más fácilmente en forma de mantequilla. No use nueces ya peladas. Descascárelas al usarse.

Si el vegetariano incluye los mariscos en su dieta (lo cual, técnicamente, no sería vegetarianismo), la hueva de bacalao o la hueva de cualquier otro pescado son una estupenda fuente de proteínas para nutrir al cerebro y al sistema nervioso. Se debe preparar de la siguiente manera: agregar una cucharada sopera de hueva de bacalao prensada en un vaso de jugo de tomate rojo o de verdura, o de caldo de verduras. Bátase en la licuadora. Si la dieta incluye pescado propiamente dicho, las mejores especies son aquellas que tienen aletas, escamas y carne blanca.

Muchos vegetarianos aseguran que no necesitan proteínas, pero soy de la opinión de que las proteínas se deben considerar como "el báculo en el que la vida se apoya", puesto que producen calor en el organismo. Las proteínas estimulan al cuerpo. Sin proteínas, el cuerpo sufre frío y presenta una actividad por debajo de lo normal. El metabolismo se vuelve lento y se reduce el intercambio de lo viejo por lo nuevo, así como el proceso de eliminación de los desperdicios y de lo que está agotado.

Hemos de reconocer, sin embargo, que en especial tratándose de casos degenerativos, la carne es uno de los alimentos que debemos omitir de la dieta. La carne se excluye totalmente de la dieta ya que es demasiado estimulante para el corazón. Por otra parte, la carne que se vende en los establecimientos comerciales a menudo ha sido inyectada con estilbestrol, lo cual hace que ésta sea menos saludable todavía. En los casos de enfermedades degenerativas, consideramos que hemos de inclinarnos más hacia la dieta vegetariana. En estos casos, las únicas proteínas que resultan aceptables son las mantequillas de nueces, el *tofu,* la leche cruda de cabra y las mantequillas de semillas. Una persona que pretenda sanar deberá comer, más que ninguna otra cosa, nueces y semillas que tendrán que ser pulverizadas muy bien hasta obtener una harina que se preparará en forma de mantequilla. Las nueces no deben comerse directamente. Si prefiere comerlas enteras, antes habrá que remojarlas durante la noche en jugo de manzana o de piña.

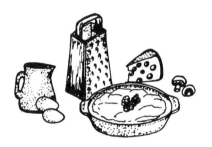

10. Grupos de siete elementos para variar el ciclo de la alimentación

CUANDO VAMOS al jardín de Dios encontramos una enorme variedad de alimentos en un infinito despliegue de colores. No hay razón por la cual debamos adquirir la monótona rutina de consumir los mismos alimentos una y otra vez.

Deseamos que se familiarice con los grupos de siete elementos. Consuma un almidón diferente cada día de la semana. Coma distintas proteínas. Al término de los siete días se puede volver a comenzar. A medida que aprenda este sistema, tal vez logre saber de otros almidones y otras proteínas. Quizás llegue a conocer una variedad de siete veces siete alimentos que puede consumir.

Una de las cosas más importantes de su dieta es la variedad.

SIETE PROTEÍNAS

Cuando hablamos de proteínas, la gente frecuentemente piensa que únicamente nos referimos a la carne. Muchas personas llegan a sus hogares para encontrar nada más que carne y papas. Y uno de estos días, resultará que sus cuerpos estarán integrados de *solamente* carne de res y papas. Aunque un cuerpo así se haya construido a partir de buenos materiales, no será un organismo normal ni saludable.

Al principio, observe el orden siguiente durante la primera semana: carne de ternera, pescado, huevos, queso, leche, nueces, semillas y legumbres. Al terminar los siete días, repita el ciclo, y si conoce más proteínas, úselas.

Si es usted vegetariano, consuma platillos que no contengan carne, tales como: panes de nueces, potajes o estofados de frijoles, platillos complementarios a base de granos, etcétera.

Albrecht nos habla de las proteínas diciendo: "Constantemente nos amenaza una deficiencia de proteínas y de minerales en relación a los hidratos de carbono y a las grasas. La vida no se transmite de un glóbulo de grasa a otro, ni de un grano de almidón a otro, sino únicamente de una molécula de proteína a otra semejante. Las proteínas son el alimento que reconstituye el cuerpo, transporta la vida y garantiza la reproducción".

SIETE ALMIDONES Y LOS CEREALES

Los mejores almidones para quienes no desean subir de peso son: el arroz moreno, la harina de maíz amarillo, el mijo y el centeno.

Otros almidones, buenos para cualquier persona, son: los camotes y las batatas, los plátanos maduros, la harina de avena, las papas blancas horneadas, la cebada, el trigo, los macarrones preparados con espinaca y el alforfón *(Fagopyrum Esculentum)* trozado. Coma galletas en vez de pan: galletas de centeno, galletas armenias, galletas de arroz, pan plano de Escandinavia. Si comemos pan, ¡que sea un buen pan! Agregue complementos a la harina, como por ejemplo cascarilla de arroz, germen de trigo y semillas de sésamo. Pruebe el pan de maíz, de trigo germinado, los panes de nueces y hasta el pan de zanahoria.

SIETE DULCES

La mayoría de los dulces, en especial los azúcares, forman ácidos y roban al cuerpo las sales de sodio. Con el tiempo, esto conduce a padecimientos del estómago y de la digestión. Limite el uso que haga de los dulces, aun de los buenos. Los mejores son: la miel (sin embargo, nunca coma miel caliente. Cómprela siempre en su estado natural y que no haya sido calentada. Cuando cocine, hornee o, en general, cuando caliente sus alimentos y necesite algún dulcificante, emplee alguno de los otros dulces naturales. La miel caliente mata a las abejas, y para ellas éste es su alimento natural), azúcar de dátil, azúcar de arce, melaza, azúcar morena, concentrados de frutas (hechos de fruta entera; cereza, manzana, frambuesa negra, etcétera) y azúcar de uva.

El azúcar blanca es un dulce manipulado por el hombre. Habiendo cruzado por todo el proceso de su elaboración, se destruye en ella el equilibrio natural de sus elementos. El azúcar refinada carece de los minerales y de las vitaminas que son tan necesarios.

SIETE ACEITES

Nunca utilice ningún aceite caliente. Esto es un factor muy importante si queremos tener una alimentación sana. Como efecto del calentamiento los aceites se endurecen hasta alcanzar un estado en el cual los jugos gástricos de nuestro cuerpo no pueden atacarlos. Estos aceites forman colesterol en el organismo.

Trate de consumir aceites crudos, no procesados, obtenidos mediante el método de prensado en frío.

Debemos disponer de una variedad de aceites, aunque creo que el mejor de ellos es el aceite de cártamo. Es el mejor de los ácidos grasos no saturados. El siguiente, en orden de calidad, es el aceite de soya, y luego el de semilla de girasol. Después de ellos tenemos el aceite de aguacate, el de semilla de sésamo, el de semilla de chabacano y el aceite de oliva (virgen, prensado en frío).

LAS SIETE MEJORES BEBIDAS

Suero (rico en potasio y refrescante; ligeramente laxante), bebidas de verduras (jugo de zanahoria, jugo de pepino, etcétera), bebida verde (hecha de verduras silvestres, heliotropo, hojas de remolacha, berro, etcétera, agregando jugo de piña, para darle sabor), sustitutos del café *(Pero Sanno Caf,* café instantáneo de raíz de diente de león, marca *Symington,* té de raíz de diente de león, *Baroma,* etcétera), tés de hierbas, leche de soya, de nueces o de semillas. La número siete es la Bebida del Doctor: una cucharada sopera de mantequilla de semilla de sésamo de buena marca o de harina de sésamo para disolver en un vaso de líquido (jugo de fruta, jugo de verduras, leche de soya o caldo con agua), 1/4 de aguacate, una cucharada mediana de miel. Mezclar durante medio minuto.

LAS SIETE MEJORES VERDURAS PARA COCINAR

Considero a la remolacha como el mejor de los vegetales debido a su actividad depuradora en el hígado y en la vesícula biliar. Muchos trastornos físicos comienzan en el hígado, por lo cual la remolacha es de gran ayuda.

Las zanahorias son maravillosas y su uso es universal, pero considero que la remolacha es la mejor de todas las verduras. Las otras cinco son: los ejotes, la calabacita larga, las espinacas, los chícharos y los otros tipos de calabacitas.

LOS SIETE MEJORES VEGETALES PARA ENSALADAS

Lechuga (use la lechuga de hoja en vez de la de cabeza), zanahorias (ricas en vitamina A), remolachas (crudas y ralladas), pepinos (ricos en sodio), perejil (ayuda a los riñones en su labor de eliminación), berros (ricos en potasio) y la calabacita larga.

SIETE COMBINACIONES PARA ENSALADAS

¡Picar, trozar, rallar! Cada operación comunica a los alimentos un sabor distinto. Las ensaladas aportan al organismo minerales, vitaminas y enzimas, así como agua y también las fibras vegetales que son necesarias para que exista una adecuada actividad intestinal. Coma ensalada de col al estilo americano (col con semilla de apio y cebolla), ensalada de frutas (con aderezo de yogur y nueces), zanahorias picadas y pasas, ensalada de papa, ensalada de gelatina, guacamole (aguacates machacados, tomates verdes y cebolla picada, con unas gotas de limón y condimentos) y ensalada Waldorf (manzana, pasas y nueces).

Coma un aguacate entero, aderezado con mantequilla de nueces y queso fresco. Haga la prueba de combinar maíz crudo, coco, lechuga y pimiento verde.

Consulte los libros: *Vital Foods for Total Health* y *Blending Magic*, así como el folleto titulado *Salad Favorites Around the World*. *Blending Magic* ofrece recetas de ensaladas mixtas para aquellas personas que tienen dificultades para digerir las ensaladas crudas.

Siete buenos aderezos para ensaladas

Estos aderezos para ensaladas pueden aportar cantidades complementarias de vitaminas y minerales, necesarios para que la comida sea más completa. Los aderezos son: queso azul o queso Roquefort, vinagre y aceite, aguacate, mantequilla de nueces, aceite, limón y miel, mayonesa con sazonadores, y queso Cheddar con yogur, vinagre y semillas de alcaravea. Los aderezos a base de yogur son muy buenos en las dietas cuya finalidad sea la reducción de peso.

Siete leguminosas y los frijoles

He aquí algo que quizás usted no sepa: las leguminosas forman sustancias alcalinas cuando están frescas, por lo cual no contribuyen tanto a la formación de almidones. Cuando están secas, forman ácidos. Algunas personas utilizan las leguminosas y los frijoles como proteínas completas, pero contienen almidones. Considero que las lentejas son lo mejor entre las leguminosas, con el frijol lima en segundo término. Las otras leguminosas son: el frijol soya, los garbanzos, el frijol negro, el chícharo y el frijol pinto. Tenemos también el frijol *fava (Vicia fava)*, el frijol *aduki* o frijol rojo *(Phaseolus angularis)*, las alubias, los chícharos de ojo negro *(Vigna sinensis)*. Resulta una estupenda idea servir todas estas variedades de frijoles a las personas que trabajan, para ofrecerles así una alimentación extra.

LAS SIETE MEJORES HIERBAS

Desde tiempos inmemoriales, las hierbas han sido utilizadas por sus propiedades curativas. Este concepto representa por sí mismo casi una ciencia y existen muchos libros qué consultar al respecto. Sin embargo, estas hierbas, que son: la menta, el tomillo, el romero, la albahaca, el eneldo, la salvia y las hojas de laurel deben usarse en combinación con los nutrimentos adecuados a fin de obtener los mejores resultados.

SIETE SAZONADORES

Consideramos que la sal es una droga, ya que tiene efectos acumulativos en el cuerpo. Por favor, elimínela. Si debe usar sal, utilice un poco de sal de mar. También existe la sal de piedra o sal de mina, la cual es una sal natural que no ha sufrido las extremas temperaturas de calor que se utilizan para obtener el cloruro de sodio.

Recomendamos el caldo de vegetales en polvo Dr. Jensen que se puede adquirir en las tiendas de alimentos naturales. Tengo mucha confianza en este producto. Este caldo en polvo está hecho de vegetales deshidratados a los que se les agrega proteínas. Su sabor salado es un sabor natural que se debe al trigo que contiene.

Use la pimienta roja de Cayena en lugar de la pimienta negra. También la *paprika* o pimienta húngara es una buena opción. ¡La pimienta negra es catorce veces más irritante para el hígado que el alcohol! Los sazonadores más convenientes son: el caldo de vegetales en polvo Dr. Jensen, la *paprika*, la nuez moscada, la algarroba (sustituto del chocolate), la canela y el jengibre.

SIETE BUENAS SOPAS

Una·sopa de proteínas no forzosamente tiene que estar hecha a base de carne. Agregando una cucharada sopera de mantequilla de nueces o de semillas inmediatamente antes de servirla habrá preparado una sopa de proteínas. También puede agregar una yema de huevo después de haber cocido la sopa. Es importante NO COCER ninguna de las cremas, aceites o mantequillas con la sopa. Simplemente agregue estos complementos cuando la sopa esté lista, todavía caliente. Las sopas se deben cocinar a fuego lento, no deben hervir.

La razón de esto es que la carne que se cuece durante mucho tiempo en las sopas resulta nociva para los riñones. Las sopas pueden prepararse con articulaciones o huesos y cocinarse con la gelatina. Ésta no contiene ácido úrico, como la carne. Diremos de paso que la gelatina es especialmente buena para los padecimientos de las articulaciones. (Para mayor información y recetas, consulte *Vital Foods for Total Health.*)

Las siete mejores sopas son: la de verduras, la sopa *borscht* (sopa rusa hecha a base de remolacha, que se sirve fría o caliente y a menudo con crema agria), la sopa de cebollas, la sopa de chícharos, la sopa de papa, la sopa de miso (pasta de arroz de soya) y la sopa de cebada y hongos.

Las sopas pueden ser de naturaleza sanadora y tranquilizante. Mi receta de sopa, que proporciona una gran cantidad de nutrimentos y que es fácil de digerir, aun para las personas de mala digestión, es la siguiente: batir en la licuadora cuatro o cinco verduras. Agregar igual cantidad de agua. Vaciar en una cacerola de acero inoxidable y hacer que suelte un hervor. Agregar una o dos cucharadas soperas de leche de soya en polvo y continuar cociendo a fuego lento durante dos o tres minutos. Por último, colar˜la mezcla y tomar únicamente el caldo.

Siete buenas semillas

Nada nos rejuvenecerá tanto como las semillas, ya que ellas contienen todas las vitaminas y minerales de los alimentos. La mejor de todas es la de sésamo, seguida de la semilla de girasol, la de calabacita, la de chía, la de alfalfa y la de fenogreco (alholva). Las semillas del melón se pueden mezclar con igual cantidad de agua y, después de colarlas, tomar solamente el líquido, al que se puede agregar un poco de jugo de alguna fruta, para darle sabor.

Para llegar a comprender completamente este alimento tan valioso, consulte mi libro *Semillas y germinados.**

Siete buenas nueces para comerse crudas

¡La almendra es la reina de las nueces! Es la más alcalina. La nuez negra de Missouri es otra excelente nuez, ya que contiene mucho manganeso y sirve como alimento para el cerebro y los nervios (es un buen nutrimento para la memoria). Es más fácil digerir las nueces cuando se machacan hasta formar mantequilla. Aprenda a preparar las bebidas de leche de nueces y la leche de almendras. Use almendras mondadas o sin mondar. Las nueces deberán remojarse durante la noche en jugo de piña o en agua con miel. Este procedimiento suaviza la estructura de dichos frutos. Ponga en la licuadora 85 gramos de nueces remojadas y unos 140 mililitros de agua y bata durante dos minutos y medio. Para darle sabor, agregue miel, cualquier ˒jugo o concentrado de fruta, algarroba o dátiles. Esta leche puede usarse en las sopas, en los asados vegetarianos y en general para darle sabor a los platillos.

* Publicado por esta misma casa editorial.

Las otras buenas nueces son: las nueces de acajú (anacardo), los piñones (que contienen un 44% de grasa), la nuez americana o pacana, el coco y la avellana.

¿Sabía usted que los cacahuates son leguminosas y no nueces?

SIETE FRUTAS FRESCAS

Todas ellas tienen propiedades laxantes y son ricas en las tan valiosas vitaminas, en especial la vitamina C. Las frutas también conservan el equilibrio del agua dentro del organismo. Las mejores son: los duraznos, los plátanos, las manzanas, las peras, las bayas, la piña y los chabacanos.

SIETE FRUTAS SECAS

Éstas son muy concentradas, de manera que no necesita usted consumir tantas como en el caso de las frutas frescas y dulces. Es importante revivirlas antes de comerlas. Coloque las frutas secas en un recipiente y cúbralas con agua fría; caliéntelas hasta que hiervan y déjelas reposar durante la noche. Las pasas se pueden preparar simplemente cubriéndolas con agua hirviendo; mediante este procedimiento se matan todas las bacterias y la fruta se calienta a la misma temperatura por dentro y por fuera. Luego déjelas reposar toda la noche y sírvalas en el desayuno. Las mejores frutas secas son: las pasas negras Monnuka, la ciruela pasa, los higos, los dátiles (éstos no deben revivirse, ya que se encuentran en un estado de semideshidratación), los chabacanos, las peras y los duraznos.

LOS SIETE MEJORES TÉS DE HIERBAS

Estos tés de hierbas, a los que se les agrega un poco de miel o de menta, son muy agradables al paladar. La mejor manera de preparar un té es hacer que el agua hierva y vaciarla sobre las hojas, dentro de un recipiente previamente calentado. (La tetera se calienta llenándola de agua caliente mientras hierve el agua para preparar el té). El té no debe hervir, a excepción del té de paja de avena, el cual se calienta a fuego lento durante unos cinco o siete minutos a fin de extraer el aroma del tallo.

Los tés se pueden mezclar entre sí en la combinación que usted prefiera, por ejemplo: alfalfa y menta, heliotropo, té limón, paja de avena, manzanilla, papaya y cabellos de elote.

La menta y el sasafrás se usan para dar sabor a otros tés. La primera es también un excelente eliminador de gases del organismo. Para un sabor todavía mejor, use un trocito de cáscara de naranja.

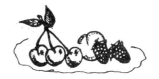

11. *Lo que se tiene por invisible no lo es tanto*

MEDIANTE mi sistema naturista, basado en más de cincuenta años de práctica con más de 300 000 estudiantes y pacientes, he descubierto que la salud y la curación no sólo dependen del aspecto físico de la existencia. Para que se cuente con salud debe haber una adecuada manera de vivir. Y vemos que los aspectos mentales y espirituales de la vida son quizás más importantes que el aspecto físico: buena comida, ejercicio, aire fresco, sol, etcétera. Cuando hablamos de la mente y del espíritu nos referimos a las fuerzas invisibles de la vida; pero al considerarlo detenidamente, nos damos cuenta de que lo que se tiene por invisible no lo es tanto.

La conciencia del hombre moderno no es una conciencia sana. Escuchamos a nuestros amigos y conocidos hablar de las preocupaciones concernientes a su trabajo, de sus problemas maritales, de sus dificultades financieras, del mal comportamiento de sus hijos y de las crisis en otras naciones. Los pensamientos y emociones negativos provocan efectos en el cuerpo físico, y puedo asegurarles que estos efectos no son benéficos. El odio, el temor y la ira pueden destruir a cualquiera. Un estado crónico de ansiedad y preocupación termina por provocar una úlcera. Los sentimientos de rencor y el deseo de venganza dañan a quienes los conciben. Soy de la opinión de que toda enfermedad principia en la mente.

Consideremos ahora otro aspecto del problema. Yo creo en la terapéutica sustitutiva. Vamos a reemplazar nuestros hábitos malos por hábitos positivos. Si piensa usted dejar de fumar, deberá sustituir este hábito por alguno otro que le beneficie. Si piensa dejar de lamentarse, debe sustituir ese hábito por la costumbre de decir cosas agradables acerca de los demás.

Si hemos de librarnos de nuestros achaques, tendremos que cambiar los antiguos hábitos mentales y espirituales por otros nuevos y mejores. Descubriremos entonces que nuestra salud comienza a cambiar y que de nuestra vida empieza a brotar un nuevo brillo. Encontraremos un nuevo camino en la vida. Diremos menos palabras tristes, nos sentiremos llenos de regocijo, compartiremos esa alegría con los demás, estaremos plenos de energía. No vamos a desperdiciar esa energía. No vamos a perder el tiempo en situaciones que la agotan ni a malbaratar nuestras fuerzas en aquellas otras situaciones que ya están en proceso de crecimiento.

Es posible que padezcamos una "enfermedad" de la mente. La falta de armonía es una enfermedad; constituye un proceso dentro del cuerpo en el cual se desperdicia energía. Los pensamientos inconvenientes pueden producir ácidos en el cuerpo, de manera que debemos dejar de pensar que nos corresponde a nosotros cambiar todas las cosas. ¡No debemos intentar lo imposible! ¡Hay algunas cosas que debemos dejar por la paz!

Si cree usted que el mundo se va a caer en pedazos a menos que alguien como usted, que se encuentra a 5 000 kilómetros de distancia, se preocupe por ello, ya puede comenzar a organizar a los miembros de su familia para que se turnen en la labor. Un día será el turno de la tía Rosa para preocuparse por los asuntos de la India y al día siguiente le tocará a usted esmerarse por los precios de la gasolina. Luego le vendrá el turno al tío Pepe, a propósito de la política en el Medio Oriente. ¡No deben preocuparse por todo al mismo tiempo, porque no van a lograr nada! Divídanse las contrariedades y así la carga que cada uno deba soportar no será tan pesada. ¿Se da cuenta de lo que quiero decir? ¡Claro! Ahora que dispone de tiempo libre, trate de emplearlo para hablar de las cosas buenas de la vida.

LA VICTORIA SOBRE UNO MISMO

Y... ¿cuánto tiempo dedicamos a la tarea de hacer que los demás sean perfectos? Sólo existe una persona a la que podemos conducir hacia la máxima perfección, sólo existe una persona sobre la cual goza usted de absoluto dominio y, por supuesto, sabe bien quién es esa persona... ¡usted mismo! No debemos tratar de que los demás sean perfectos. Es en nosotros mismos en donde debemos encontrar aquellos valores que nos gustaría imitar. Lo que buscamos es un programa de AUTOCURACIÓN. Comprendemos que, como los chinos decían: "Lo que entra por la boca puede producir indigestión; lo que sale por la boca puede producir desgracias".

En toda situación hay siempre dos extremos. Debemos ver ambas caras de la moneda. El punto de vista de usted no siempre es el correcto; y aunque en ocasiones tenga la razón, tal vez deba dar a los demás el tiempo necesario hasta que estén listos para darse cuenta de ello: pueden no estar preparados aún. En otras palabras, debemos tratar con los demás dentro de los límites de su nivel de comprensión... dentro de su estado de conciencia. De no hacerlo así tal vez estaremos perdiendo el tiempo tratando de entrar en una "casa" que tiene la puerta cerrada.

El conocimiento y la inteligencia son sumamente importantes para nosotros en lo que a resolver problemas se refiere. Estudie a fin de alcanzar los más altos valores de la vida; quizás no pueda ver lo que trata usted de dar, lo que trata de producir, de compartir con los demás; pero, si sigue adelante, si todos los días se empeña en hacer lo más que pueda, ¡están a su favor todas las probabilidades de que encontrará el camino!

El conocimiento y la inteligencia son importantes, pero también es preciso que tengamos buen juicio. La palabra juicio se deriva del latín *iudicium*, que significa la facultad intelectual por medio de la cual se distingue lo verdadero de lo falso y lo bueno de lo malo. Es en nuestro intelecto, en nuestro interior donde esta facultad existe y se desarrolla; es en nuestro fuero interno donde el juicio nos dice cómo utilizar el conocimiento y la inteligencia que tenemos.

Con una buena guía podremos modelar nuestra vida, integrar nuestro cuerpo, nuestra mente y nuestra conciencia superior, a fin de hacernos más aceptables a los ojos de Dios.

Asimismo, debemos considerar que los recuerdos del pasado pueden estar influyendo en nuestra vida de hoy. A menos que podamos manejar el círculo vicioso de los recuerdos que perturban y "transforman" nuestro presente, y podamos deshacernos de él, dichos recuerdos seguirán amenazándonos. Los recuerdos son parte de nuestra conciencia, pero vámonos dando cuenta de que ya aprendimos nuestra lección: nuestra vida será mejor *gracias* a los acontecimientos pasados.

Todos quisiéramos tener buen juicio. ¿Cómo podemos obtenerlo? Lo adquirimos a través de la experiencia. ¿Y cómo se obtiene la experiencia? Mediante los juicios equivocados.

Nadie nace a la vida gozando de un juicio perfecto. Aprendemos. Crecemos en juicio. Buscamos algo que nos guíe. Aprendemos de los demás y ponemos en práctica lo que sabemos hasta que somos capaces de tomar las decisiones correctas y de atraer hacia nosotros lo mejor de la vida.

No seamos una carga para los demás. No los privemos de una experiencia que estén a punto de tener. ¡Tal vez la necesiten! Si hoy privamos a la gente de esas ocurrencias, las tendrán el día de mañana, cuando ya no estemos ahí para impedírselo. Mientras más pronto vivamos un acontecimiento será mejor para todos.

No juzguemos a los demás. ¡Dejémoslos en paz! Ellos están creciendo, tanto como nosotros. Dejémoslos que de tiempo en tiempo se diviertan. ¡Perdonémoslos! Aprendamos a perdonar y a olvidar y dejemos que los demás elijan su propio camino.

COCREADORES

¡La vida nos enseña que somos cocreadores! Somos constructores del gran templo que llamamos *Yo soy.* ¡Soy esto... soy aquello... soy lo otro! ¡Piénselo! ¿Sabía que la forma en que piense acerca de usted determina quién es y aquello en lo que se puede convertir? No se fije límites a usted mismo.

Somos cocreadores dotados de un juicio divino por el solo hecho de aceptarlo a fin de tratar de ser las personas superiores que siempre hemos querido ser. Podemos cruzar este jardín de actividad creadora con una actitud más piadosa. Caminaremos como personas más perfectas y más rectas que antes si llegamos a comprender que este poder está dentro de nosotros.

Creo que una de las mejores frases que he leído en mi vida es la siguiente: "...Ya que Dios no nos dotó del espíritu del miedo, sino de la fuerza y del amor y de un alma firme".

En esta conciencia espiritual hemos de comprender el deber de exteriorizarnos, de proyectarnos hacia el exterior: "A menos que me toques, no podrás sentirme". Esta actividad que llevamos dentro de nuestra conciencia espiritual es la que se precisa ejercitar. Es bueno comprender que las cosas espirituales no nos llegarán a menos que estemos preparados para ellas. Y debemos prepararnos para recibir aquellas que aún están por llegar. Quizás en nuestro camino haya muchos acontecimientos agradables en espera de revelársenos, pero hay que asumir una actitud de recibir. Debemos disfrutar de ciertos momentos de tranquilidad, de calma y de meditación. Es durante esos momentos cuando podemos esperar que ocurran los mejores sucesos.

Luego, debemos aprender a vivir en nuestro tiempo, en nuestra sociedad, adaptarnos a ellos, vivir en ellos y proporcionarles lo que necesiten. Debemos hacer las paces con el cambio, si queremos conservarnos sanos.

Una de las mejores cosas que podemos aprender es a dar con un propósito determinado. Si ayudamos y apoyamos a otra persona, nos haremos un bien a nosotros mismos. No lo haremos por dinero, por poder o por vanidad, sino porque es algo correcto y lo correcto nos beneficia. ¡Debemos dar, por nuestro propio bien! Si está usted lleno de dureza y resentimiento y evita dirigir su mente hacia un propósito determinado, esa dureza y ese resentimiento se volverán en contra suya para dañarlo. Es por esto que debemos amar a nuestros enemigos. Sí, no por el hecho de que nuestro enemigo merezca que lo amemos, sino porque necesitamos amarlo para nuestro propio beneficio. La tranquilidad de la mente es necesaria para la salud.

Seguramente tendrá usted parientes que le disgustan. ¿Quién no los tiene? Estoy seguro de que en ocasiones la gente no puede evitar tener un poco de resentimiento, pero esa pequeña cantidad de resentimiento puede ocasionar un desarreglo en nuestra conciencia, puede corroerlo a usted a menos que dé tanto amor a dicha persona que el sentimiento negativo no tenga ya razón para medrar. Vemos así que hay que amar a nuestros enemigos y a nuestros irritables parientes de la misma manera en que amamos a nuestros amigos y familia. Debemos amar por nuestro propio bien, porque a medida que cambiamos nuestra conciencia y vivimos el bien supremo, obtenemos la mejor compañía. Tenemos lo mejor de todo fluyendo a través de cada célula de nuestro cuerpo. El cuerpo en pleno responderá al amor, porque EL AMOR ES LA MEJOR DE LAS MEDICINAS.

La vida es luz... y cuando rezamos debemos pedir el don de la iluminación. Una persona tendrá una apariencia radiante si está llena de buena voluntad y de alegría, o puede ser una pequeña nube negra que pasa por la vida. Los pensamientos y los sentimientos se tienen por algunas de las cosas invisibles de la vida... ¿pero en realidad lo son? ¿Acaso no nos damos cuenta de cómo *siente* una persona?

APRENDA A ENFRENTARSE A LOS PROBLEMAS

¿Problemas? Aprenda a enfrentarse a los problemas. Hay un pequeño cuento del Lejano Oriente que nos dice que si continuamos caminando por el sendero en el cual los leones rugen a la distancia, cuando estemos lo suficientemente cerca de ellos descubriremos que están encadenados. Los problemas se esfuman a medida que los encaramos y les hacemos frente.

Todos tenemos problemas. "Recibámoslos llenos de gozo..." y asegurémonos de conservar ese gozo tanto como podamos mientras nos empeñamos en la resolución de cualquier problema: esto contribuye a eliminarlo. Reconocemos que un problema no puede volver a importunarnos, siempre y cuando lo tratemos adecuadamente. Dar a quien debemos dar evita el pensamiento negativo que puede penetrar en nosotros y enfermarnos. Es el conflicto que se presenta cuando consideramos a los problemas como enemigos, comenzando a amargarnos por la ansiedad y aun por la ira. Es aquí en donde tiene su origen el resentimiento; desarrollamos un estado de resistencia y de él se deriva la indisposición que se asienta en la mente y se expande hasta que, finalmente, se abre paso a través de todas y cada una de las células del cuerpo. Se dirige especialmente a aquellas partes del cuerpo que tienen una debilidad inherente por no haber sido alimentadas adecuadamente con un criterio bioquímico. O bien, se dirige a aquellas partes del cuerpo que, debido a nuestras ocupaciones, hemos descuidado, que no hemos ejercitado.

NUESTRAS PROPIAS METAS EN LA VIDA

Se dará usted cuenta, al ir reuniendo estos conceptos, de que lo que nos proponemos establecer es un programa mental, físico y espiritual.

He oído comentarios acerca de la "carrera de ratas" en la que la gente trata de alcanzar el triunfo en términos de la comparación con los demás, cotejando sus propios logros económicos y materiales sin tomar en cuenta su desarrollo como ser humano ni su satisfacción personal. Sin ninguna meta fija, corren como ratas de laboratorio en una rueda de andar. ¿Hay alguna razón en el mundo por la cual no podamos cambiar las cosas y hacer una "carrera de paz", una ruta de armonía, una forma sana y feliz de conducirnos en la vida?

Sea selectivo. Usted debe saber lo que quiere de la vida, fije sus propias metas, ejerza dominio sobre su propia vida y entonces no tendrá problemas para mejorar su cuerpo.

Existen muchos factores modificantes que pueden interferir con su salud. Nuestra vida se ve afectada a causa de la edad, el sexo, la estatura, el peso, el clima, el trabajo, los sentimientos, las finanzas y en especial por nuestros momentos de felicidad. Si no disfrutamos de momentos de felicidad... ¡no estamos vivos! No siento pesar por el hombre que muere, pero, ¡siento pena por el hombre que nunca ha vivido!

Nadie puede estar bien a menos que haga algunas de las cosas que le gusta hacer. Si pensamos en ello y si recordamos las ocasiones en que más y con más fuerza amamos, expresaremos lo que somos y lo que sentimos en esos momentos de belleza y de manifestación de nuestra vida. ¡Llenemos de más momentos de amor nuestra vida para que podamos vivir al máximo!

FUNCIONAMIENTO INTEGRAL

El conjunto de lo espiritual, lo mental y lo físico hacen de un ser humano una persona completa. No podríamos ser íntegros si sólo atendiéramos a nuestro cuerpo físico. Ninguna mujer desearía casarse con un hombre por el solo hecho de que sus intestinos se movieran convenientemente dos veces al día. Nadie se casaría con una mujer sólo porque tuviera un corazón sano. En ese corazón debe haber amor. Tenemos que encontrar una persona dispuesta a dar y a compartir. Deseamos una persona que perdone y olvide: éstas son las características que hacen de alguien un ser íntegro mediante la conjunción de sus aspectos físico, mental y espiritual, los cuales permiten, funcionando en conjunto, que la vida se desarrolle y se transforme en momentos de felicidad de la cual podamos gozar.

Por sobre todas las cosas, debemos recordar que este cuerpo físico es un instrumento compuesto por un millón de cuerdas delicadamente afinadas que forman el sistema nervioso. Su construcción es maravillosa y portentosa. Pero, por encima de todo, hay que saber que no es sino un servidor de la mente y del espíritu y que reacciona ante el ambiente que lo rodea. El cuerpo se ve estimulado ante la belleza y la fealdad, ante la luz y la oscuridad, ante el amor y el odio, ante los buenos alimentos y los alimentos "basura", ante los buenos hábitos y los malos, ante un buen estado financiero y ante la carga de las deudas. Responde a todo lo que existe. Así que toca a nosotros seleccionar, elegir y tener la seguridad de encontrarnos en buenas manos. Estaremos en las mejores condiciones siempre que dirijamos la mirada hacia lo más alto y cuando caminemos por el mejor de los senderos. Es entonces cuando nuestro cuerpo se amoldará a lo mejor y se transformará en aquello que deseamos. ¡Estoy convencido de que fuimos creados para el placer!

NO EXAGERE

Hasta la vida espiritual puede exagerarse. No debemos perder de vista la necesidad de equilibrar lo físico, lo mental y lo espiritual para establecer así una adecuada manera de vivir. Así como una persona demasiado intelectual puede desdeñar y no practicar ejercicios físicos a costa de su salud, así también encontramos personas que se consideran "demasiado espirituales" como para lavar platos o para cambiar un neumático picado. Vemos que no son capaces de cuidar de un jardín o de sembrar una planta. Estas personas están fuera de equilibrio. No se han adecuado a este mundo. Es bueno ser espirituales, pero también es necesario que una persona espiritual *ponga los pies en la tierra*. El objetivo completo de la vida es tomar la luz y la verdad del espíritu y llevarla a los aspectos mentales y físicos de la existencia, llenando ésta de todo aquello que sea bueno. ¿Se da cuenta de ello? He aquí un consejo práctico, el cual muchos de mis alumnos y pacientes encontraron útil en su tarea de progresar en pos de la salud por medio de *Mi sistema naturista*.

OBLIGACIONES PARA SANAR

- ° Aprenda a aceptar cualquier decisión que se tome.
- ° Deje que el otro cometa su error y aprenda.
- ° Aprenda a olvidar y a perdonar.
- ° Sea agradecido y bendiga a la gente.
- ° Viva en armonía... aunque sea bueno para usted.
- ° No hable acerca de sus enfermedades.
- ° Los chismes lo matarán. Tampoco permita que nadie le

cuente chismes. ¡Las murmuraciones que brotan con la vid, generalmente dan uvas amargas!

- ° Reemplace los pensamientos negativos con ideas positivas y entusiastas.
- ° Nada de fumar, beber, fanfarronear ni maldecir. Aléjese de la gente desagradable.
- ° Acuéstese al ponerse el Sol, cuando mucho a las 9 p.m. si ya se encuentra cansado, fatigado y no puede realizar su trabajo con energía y vigor. Si está usted enfermo, debe descansar más. Duerma al aire libre, fuera de la ciudad. Atienda sus problemas en la mañana, no se los lleve a la cama.

Para comprender mejor los efectos de los aspectos mentales y espirituales de la vida, tanto en lo relativo a la enfermedad como a la salud, lea el libro del doctor Jensen *Levántese y brille,* de próxima aparición.

12. En busca de la sabiduría y la salud

SALOMÓN escribió en uno de sus proverbios: "...a toda costa adquirir la prudencia". (*Proverbios* 4,7.) Vemos que, sobre todas las cosas, necesitamos del buen juicio que nos guíe a través del sendero del bien vivir, que nos da la salud.

¿En dónde obtenemos el juicio?

Creo que lo obtenemos de los que han recorrido el camino antes que nosotros, de los seguidores de la verdad que han entregado su vida al estudio y al esclarecimiento de los secretos del bien vivir. Comenzamos con sus descubrimientos, su buen juicio y, mediante un estudio diligente y un trabajo honesto, hacemos descubrimientos por nosotros mismos. Nadie puede saberlo todo, pero si llamamos a la puerta de la vida, se nos mostrará aquello para lo cual estemos preparados.

RECIBA LA INFLUENCIA DE LOS HOMBRES Y MUJERES MÁS SABIOS

Hay un refrán que menciona que si vemos a una persona en calidad de amigo en tres ocasiones, aquella persona habrá afectado nuestro destino. De manera que es importante seleccionar a aquellos que serán nuestros amigos y no tomar el camino fácil haciendo amistades despreocupadamente. Debe hacer el esfuerzo de seguir a aquellas personas cuyos intereses y metas sean similares a los de usted. Las personas que en realidad logran algo digno de consideración son, por lo regular, difíciles de encontrar.

Personalmente, estoy en deuda con muchos grandes hombres que he conocido y con los cuales he estudiado. Por ejemplo, le debo mucho a John Harvey Kellog, del Sanatorio Battle Creek, quien me enseñó las diferentes maneras de limpiar el intestino y el valor que esto representa. Tengo en gran estima lo que he aprendido del doctor John Tilden, de Denver, quien me enseñó que todas las personas enfermas están cansadas, débiles y privadas de su vitalidad, y que los médicos se ganan la vida a costa de ellas. Reconozco el privilegio de haber podido estudiar en el famoso Sanatorio Bircher-Benner, de Zurich, Suiza; de haber visitado al famoso iridólogo doctor Josef Deck, de Alemania; de haber estudiado con el gran homeópata noruego doctor V. G. Rocine; de haber visitado las distintas asociaciones médicas de Portugal, España, Turquía, Francia, Inglaterra, Rusia, Australia y muchos otros países. En años recientes he tenido el placer de comprobar que parte de mi trabajo está siendo practicado en Rusia, Australia y algunas otras naciones. De manera que, como usted puede ver, la sabiduría que de otros he recibido ha sido incrementada y entregada a los demás, como debe ser.

CLAVES PARA UNA LARGA VIDA

La filosofía de los ancianos que he conocido en muchos países ha sido para mí una fuente de muchísimos datos útiles. Sus claves para una larga vida me han enseñado que podemos llegar virtualmente sanos a la "edad dorada" de la vida. Y también me he inspirado en las mujeres de edad avanzada, como Granny Nah, de Nueva Zelandia. Su nombre significa "agua fría", y tal vez lo haya adoptado porque cuidaba de su afiebrado cuerpo bañándose en los arroyos de agua fría cuando no se sentía bien.

Entre todos los ancianos y ancianas que he conocido, incluyendo muchos que habían sobrepasado la edad de 100 años, había un factor común en su vida. Pude notarlo en todos y cada uno de ellos: nunca subían de peso. Su peso, a edad avanzada, no era mayor de lo que había sido a sus 20 o 30 años. Nunca comieron de más y nunca dejaron de trabajar.

Hace algunos años, llegué a trabajar con el padre Kneipp, en Worishofen, Alemania. Él afirmaba que el agua fría es agua viva y el agua caliente es agua muerta, y que nuestra circulación sanguínea es una de las funciones corporales más importantes que debemos mantener en buena forma. Me mostró que la circulación puede mejorarse mucho mediante el tratamiento de agua fría y la práctica de caminar descalzo en el pasto.

Me siento agradecido por la filosofía del doctor Paul Dudley White, quien fue el cardiólogo del presidente Eisenhower. El doctor White recalcaba que debemos cuidar las piernas. Nuestras piernas son las bombas que llevan sangre a las otras partes del cuerpo y especialmente a la región del cerebro. El doctor White señalaba que morimos "de los pies para arriba" y que debemos darnos cuenta de que unas piernas que tengan músculos flojos serán señal de un cerebro flojo.

Fue para mí un honor visitar al viejo Charlie Smith, de 135 años, en Bartow, Florida. El señor Smith comprendía que era a Dios a quien debía dirigirse, en especial durante la última etapa de su vida, cuando en el mundo físico ya no le quedaba mucho a qué recurrir. Para él, Dios es la idea más importante que nuestra mente pueda tener.

EL DOCTOR V. G. ROCINE

El doctor V. G. Rocine probablemente haya sido el mejor de los maestros que he tenido. Él me contó "la historia química", que describe cómo el hombre puede transformar todo su cuerpo mediante los elementos bioquímicos presentes en los alimentos. Me habló de las sopas bioquímicas, me enseñó de combinaciones y de tónicos que se pueden preparar para beneficio del cuerpo, corrigiendo el equilibrio y la deficiencia de elementos químicos. El doctor Rocine se refería a los ácidos como "la inexorable segadora de la muerte", que todos llevamos en el cuerpo. Me dijo cómo eliminarlos, cómo transformar y cambiar el cuerpo mediante una variación en nuestros hábitos alimentarios. Es al doctor Rocine a quien muchos de mis alumnos y pacientes deben su salud, ya que con frecuencia les he contado lo que aprendí de él a través de mis estudios durante tantos años.

En lo que a nuestro cuerpo respecta, si carecemos de ciertos elementos químicos podemos ser unos lisiados bioquímicos. No podemos caminar correctamente sin tener en el cuerpo una adecuada cantidad de sodio. No podemos digerir debidamente a menos que haya suficiente sodio en las paredes del estómago. Nuestra piel puede verse atroz, aun espantosa y repugnante, a no ser que dispongamos del suficiente silicio: el elemento bioquímico que encontramos en las semillas, los granos, cáscaras y nueces. Sin una cantidad suficiente de manganeso, la memoria se debilita. Sin el suficiente fósforo nuestro cuerpo ya no estará alerta y en la jugada, por así decirlo. La estructura bioquímica del cuerpo depende de los elementos bioquímicos que consumimos a través de los alimentos.

Gracias a la filosofía del doctor Rocine me doy cuenta de que, a mi edad, al presentar *Mi sistema naturista* lo hago con el corazón, desde el fondo de mí mismo. Lo hago con sinceridad y con dedicación. Una de las ideas y de los conceptos más importantes que puso en práctica el doctor Rocine es que nuestra alma debe crecer, desarrollarse y expresarse. Él me enseñó lo relativo al "gran interior", acerca del ser interior que debe alimentarse... cómo puede dividirse en 100 partes diferentes que pueden observarse para ver la forma tan maravillosa y fantástica en que nuestros cuerpos están integrados. Al dedicarnos a estudiar al hombre mismo, cada uno de nosotros puede transformarse en una gran persona.

Es a través de mi búsqueda de las ideas, la obra y la filosofía de estos grandes hombres, y gracias a esas personas de tan avanzada edad que han visto una existencia larga y productiva, que puedo comunicar tal cantidad de conocimientos a aquellos con quienes llego a establecer comunicación.

Al cruzar por la vida se precisa concebir maneras de expresar nuestros principios espirituales en la forma de una sabiduría práctica, con los pies en la tierra, y que podamos usar todos los días. Se necesita disponer de algo que refuerce nuestra moral y nuestro valor durante los momentos de conflicto, de problemas, de falta de armonía, y durante las ocasiones en las que tenemos que tratar con personas y situaciones negativas.

Los axiomas y los aforismos nos auxilian a tener algo de que sostenernos, algo en que apoyarnos a fin de elevarnos y edificar nuestra conciencia. Bien vale la pena el tiempo que dediquemos a memorizar ciertas sentencias ya que, en una situación incómoda, si una palabra o una frase brilla de pronto en nuestra mente, podemos manejar la situación con mayor ligereza y con más juicio. No es precisamente la labor más fácil del mundo conservar la sensatez cuando, parafraseando a Kipling, "todos a nuestro alrededor pierden la propia".

Nuestros pensamientos son
más grandes de lo que creemos

Los axiomas mentales son el mejor medio para elevar la mente y para conservar el entusiasmo por la vida, así como el propio equilibrio e integridad emocionales. Debemos dedicar más tiempo a las cosas positivas, a mejorar lo que en nuestra vida sea más importante. Es tiempo de dejar de malbaratar nuestras energías en la infelicidad. Es tiempo de emitir pensamientos e imágenes mentales buenos, a fin de que todo aquello que veamos o pensemos sea constructivo para el cuerpo, en lugar del origen de la formación de ácidos. ¡Nuestros pensamientos son más grandes de lo que creemos!

Uno de los mejores postulados es evitar el pensar en lo negativo. Antes bien, debemos pensar en las cosas positivas que podemos hacer para enriquecer nuestra vida; debemos reemplazar, en nuestra mente, las antiguas imágenes negativas por nuevas y hermosas imágenes. Hay un libro de reciente aparición intitulado *Vea la película de su mente*. Las películas de su mente, ¿son historias de terror o son historias alegres y jubilosas que sería un deleite contemplar? ¡La decisión es suya! ¡Se trata de su mente! La belleza está en el ojo de quien la contempla.

Durante muchos años he dicho a mis pacientes: "Tendrá usted que sentirse mejor ¡antes de que sienta que mejora!" Muchas personas esperan que algo fuera de ellas ocurra que las haga sentirse mejor. Pero, por regla general, no sucede así, y si lo que esperan es que las circunstancias externas los curen, ¡la situación puede volverse bastante seria! Siga mejorando su cuerpo, su mente y su espíritu... forje un hombre, o una mujer, de calidad.

Si usted dice: "No puedo", la gente lo ayudará, pero esta ayuda sólo servirá para debilitarlo más. La gente creerá en lo que usted diga o haga y lo ayudarán a fracasar. Si dice usted: "Sí puedo", la gente lo ayudará porque quiere que usted triunfe. Nada logra tantos triunfos como el triunfo mismo. La persona que tiene mente de triunfador llega hasta donde se propone. Uno de los postulados del éxito es sugestionarnos a nosotros mismos con la idea de que nos sentimos mejor. Es de esta idea que Emil Coue acuñó su gran frase: "Todos los días, en todos aspectos, me vuelvo mejor y mejor". Y más aún: "Todos los días, en todos aspectos, Dios me hace más y más fuerte".

Algunos de mis pensamientos, axiomas y aforismos favoritos son:

° Si las cosas no marchan bien, es tiempo de hacer algún cambio.
° El cuerpo se amolda a la mente y al espíritu.
° La naturaleza es más sabia... debemos guiarnos por lo que la naturaleza pueda hacer por nosotros.
° El oro es valioso... el conocimiento es invaluable.
° El hombre puede hacer una casa, pero sólo el amor puede hacer un hogar.
° Lo único que no cambia en la vida es el cambio.

- Vivimos de nuestros recuerdos del ayer, comencemos hoy a crear buenos recuerdos.
- Busca los valores más elevados de la vida.
- Si somos nuestro peor enemigo, ¿por qué no podemos ser nuestro mejor amigo?
- Todo lo que ocurre podemos hacerlo mejor.
- Somos cocreadores en tanto que renovamos y revitalizamos nuestro cuerpo y nuestra mente.
- Hay un médico en la despensa. ¿Sabes quién es?
- Haz una fiesta de cada momento de tu vida.
- A medida que vayas por la vida conserva siempre tu *propia* "integridad inocente".
- Preocuparse es concentrarse en algo que no deseamos.
- La armonía crea. El caos destruye.
- Hay momentos en los que tendremos que viajar absolutamente solos.
- Si el hombre puede hacer una tormenta en un vaso de agua, ¿por qué no puede *meter* una tormenta en un vaso de agua?
- No es la fe por sí misma lo que te hará íntegro, será tu fe y tus actos los que te harán íntegro.
- En el camino de la vida no hay piedras con las que podamos tropezar que no se puedan utilizar como peldaños para subir.
- No concedamos demasiado valor a nuestras posesiones si no queremos que nuestras posesiones lleguen a poseernos.
- Todo lo suave y flexible se mueve al ritmo de la vida; lo duro y quebradizo se mueve al ritmo de la muerte.
- Cultivemos rosas y desechemos los hierbajos. (Éstas son las palabras sanadoras de mi madre.)
- ¿Qué clase de aditivo está usando en su mente, que hace que sus pensamientos no puedan digerirse?

Sabemos que Dios sólo puede hacer por nosotros lo que puede hacer *mediante* nosotros; aquello que deseemos, en ello nos convertiremos. Es por esta razón que debemos desear la perfección. Es en este punto cuando debemos dejar que el espíritu se adelante para hacer del nuestro un camino seguro. Y llega entonces el momento de inspiración en el que descubrimos que el camino de espinas es en realidad un sendero de rosas, y que se puede llevar a cabo la transformación de la mente y del cuerpo.

MI POEMA FAVORITO

Pedí a Dios la fuerza que me diera el triunfo,
y fui hecho débil para que supiera obedecer con humildad.
Pedí la salud que me permitiera hacer las cosas más grandes,
y fui hecho enfermo para que hiciera las cosas mejores.
Pedí las riquezas que me dieran dicha,
y se me dio pobreza para que fuera sabio.
Pedí la fuerza que me ganara el elogio de los hombres,
y fui hecho débil para que sintiera la falta de Dios.
Pedí todas las cosas que me hicieran gozar de la vida,
y me fue dada la vida para que disfrutara de todas las cosas.
Nada recibí de lo que pidiera sino todo aquello que había
esperado.
Casi a mi pesar, mi oración callada recibió respuesta.
Soy, entre todos los hombres, el más abundantemente bendito.

ANÓNIMO

13. Cada edad requiere una actitud diferente

.

DURANTE MIS últimos 50 años de trabajo y estudio he dedicado una considerable cantidad de tiempo en reunir, en todo el mundo, los secretos de la salud y de la longevidad. He encontrado que, básicamente, existen treintaicuatro claves para conseguir salud y larga vida: *tierra, templanza, calcio y herencia, dieta y alimentos, circulación, clima, civilización, actividad y retiro, fuerza, peso, eliminación y digestión, vida natural, ejercicio, semillas, relajación y diversión, proteínas, postura, belleza, armonía y equilibrio, religión, sol, tranquilidad, ritmo, agua, filosofía, equilibrio del sistema nervioso, vida familiar, ayuno, humor, finanzas, articulaciones, estudios, hierbas y cuidado de los órganos vitales.*

La longevidad, el ser útiles, la salud, la belleza y la eficiencia dependen en grado sumo de un buen torrente sanguíneo y de un recuento sanguíneo alto. El vigor y un color saludable derivan de una eficiente actividad de todos los órganos del cuerpo, lo cual, a su vez, tiene su origen en una dieta adecuada que incluya alimentos *naturales, puros y enteros,* y una vida de hábitos sanos.

Una dieta inadecuada conduce a la acidez, "la inexorable segadora de la muerte"; a las enfermedades, a la cirugía, a múltitud de sufrimientos, fracasos, desdicha, lágrimas y, en última instancia, a un sepulcro prematuro. Una dieta incorrecta y una vida integrada por hábitos dañinos en lo espiritual, lo mental y lo físico son responsables de acelerar el proceso degenerativo que conduce a la muerte antes de tiempo. La integridad de los tejidos se mejora gracias a una buena dieta y a una actividad mental positiva. No se equivoque: los hábitos mentales equivocados dan origen a muchas enfermedades que minan el cuerpo físico. Y por esta razón reconocemos la necesidad de tener la adecuada estructura química y bioquímica... es decir, que debemos construir con los alimentos adecuados, a fin de neutralizar los ácidos que la mente produce.

No podemos seguir comiendo de una manera atroz y esperar que un médico nos "cure". Los médicos lo han intentado y muchos han fracasado de manera desdichada, según lo han reconocido. El certificado de defunción de la "nueva era" incluirá una diferente causa de la muerte: "Muerte debida a falta de conocimientos y a mala nutrición".

Es tiempo de olvidarnos de los alimentos de la muerte, olvidarnos de los alimentos que no nos nutren, y vivir cerca de la naturaleza, de ese jardín de la naturaleza que recibió la aprobación de Dios. Sólo entonces viviremos larga y sanamente. Debemos observar una dieta alcalina, a fin de contar con un cuerpo eficaz y para prolongar la juventud. En un futuro, llegaremos a reconocer la necesidad de comer las cantidades precisas de nutrimentos que nos conserven en buena forma.

La enfermedad es síntoma de una deficiencia de elementos minerales en el cuerpo, al menos en la mayoría de los casos. En otras ocasiones, una cantidad excesiva de ciertos elementos bioquímicos puede ocasionar algún padecimiento. Muchas veces las enfermedades tienen su origen en algún exceso, como es el caso de una dieta con alto contenido de sal. Las enfermedades son ocasionadas por las toxinas, las sustancias extrañas, los aditivos, los conservadores, los insecticidas, los fertilizantes químicos, la cal, las sales inorgánicas, etcétera.

Siempre que en nuestro cuerpo se manifieste algún síntoma negativo estamos en posición de controlarlo mediante la aplicación de un adecuado diagnóstico y el conocimiento de los elementos bioquímicos, sumando a nuestra dieta los minerales y elementos bioquímicos necesarios o agregando complementos alimenticios concentrados.

Debemos tomar en cuenta algunas consideraciones: que posiblemente cada edad requiera de un diferente equilibrio bioquímico, que el vivir a distintas altitudes requiere de una diferente forma de vida, que diversos matrimonios necesitan elementos bioquímicos también diversos y dietas diferentes. Si recurrimos a un buen químico especializado en nutrición, él podrá determinar si existen cantidades excesivas de proteínas en nuestra dieta, si hay demasiada azúcar, o glucosa o grasas, o bien una cantidad excesiva de alimentos portadores de agua.

Algunos alimentos resultan problemáticos para los riñones. Otros benefician al corazón. Así vemos que todos los alimentos tienen efectos específicos y únicos sobre los distintos órganos del cuerpo. Por ejemplo, la cebada es un alimento extraordinario para el tiempo de invierno, ya que produce calor, mientras que el pepino, o el jugo de pepino combinado con el de piña, son alimentos maravillosos para la época de verano, por refrescar la sangre. Es bueno saber los efectos que ciertos alimentos tienen sobre los diversos órganos del cuerpo. Por ejemplo, las bayas del enebro tienen efectos únicos y muy marcados sobre los riñones, mientras que el té de consuelda es un remedio maravilloso para eliminar el catarro de la región pulmonar. El té de bayas del espino majuelo es especialmente benéfico para el corazón y la circulación. Las algas o los alimentos ricos en yodo son extraordinarios para incrementar la actividad metabólica de la tiroides, y mediante ésta, el metabolismo del cuerpo todo.

ALIMENTOS PARA EL PENSAMIENTO

Vemos que los alimentos que ingerimos afectan en gran medida nuestro estado mental. Existen alimentos que nutren los aspectos positivos de nuestro ser. . . y también los hay que pueden servirnos para reprimir los aspectos negativos y para equilibrar nuestras energías mentales.

Los alimentos del futuro serán aquellos que sean más adecuados desde el punto de vista de la ecología. Veremos más alimentos como la espirulina, y uno de los alimentos nuevos y más importantes serán las algas.

Todos los principios que he citado en *Mi sistema naturista* deben ser observados a lo largo de la vida, pero habrá ocasiones, a diferentes edades, en las que sea necesario reajustar nuestra manera de pensar, nuestros puntos de vista; ocasiones en las que tendremos que tomar en cuenta, a conciencia, que no podemos simplemente limitarnos a que "las cosas sigan su curso". Vivimos en una sociedad que tiene ciertos postulados que son considerados como hechos. En ocasiones no se trata de hechos sino simplemente de creencias.

Lo que hay que saber a los 50 años

Coma más veces en un día y menos en cada comida.
Siempre descanse al mediodía.
Acuéstese poco después de la puesta del Sol.
No cargue cosas pesadas.
No haga ejercicios violentos.
Consuma menos almidones; prácticamente ninguno.
Consuma mucho sodio o alimentos disolventes.
Practique los ejercicios más simples en la tabla inclinada.
No abuse de sus ojos.
No se atavíe con prendas negras.
Conserve el interés por la vida.
No se duerma en los laureles.
La edad de la silla mecedora no existe.
No tome estimulantes para incrementar sus actividades.
Si tiene necesidad de ello, emplee las enemas en lugar de laxantes.
No coma demasiado; tampoco hable en exceso. No lea durante mucho tiempo.
No lleve a cabo una tarea demasiado larga en una sola sesión.
Evite la monotonía.
Consuma alimentos que sean fáciles de digerir.
No se permita engordar.
Si sus órganos abdominales han sufrido un prolapso y no se sostienen en la posición correcta, use una faja.

Evite el frío y el calor excesivos.
Evite los cambios bruscos de altitud.
No tome baños enervantes.

Los 50 años, una visión de conjunto

Por ejemplo, la sociedad y la gente considera que a la edad de 50 años una persona "comienza a descender la cuesta". Sin embargo, resulta muy interesante observar que muchos individuos han logrado sus más grandes triunfos después de los 50 años. Wallace Beery y Marie Dressler, estrellas de cine de la generación pasada, eran todo un fracaso hasta que llegaron a la edad de 50. El filósofo inglés Thomas Hobbes no comenzó a escribir sus más grandes obras sino hasta que alcanzó los 50 años de vida. Los grandes científicos Isaac Newton y Albert Einstein continuaron su trabajo hasta bien avanzados los 70 años de edad. Vemos que una actitud y una vida adecuada constituyen una diferencia maravillosa en nuestro rendimiento, a cualquier edad.

Qué pensar a los 60

Por lo regular, a los 60 años consideramos bueno el retirarnos en parte debido a que en nuestra sociedad se acostumbra que las personas que desempeñan diversas ocupaciones se jubilen a la edad de 65 años. No obstante, si goza usted de salud y tiene un trabajo del cual no se le va a obligar a retirarse, entonces ¡no se jubile! ¡Continúe haciendo lo que le gusta, por todos los medios! Pero si usted desea jubilarse, o si debe enfrentarse a un retiro obligatorio, comience a planear las cosas un poco, desde ahora.

Al retirarnos, lo mejor es que nos empeñemos en hacer algunas de las cosas que siempre quisimos realizar, o que nos dediquemos más a la ejecución de aquellas actividades de las cuales disfrutamos siempre, pero para las que carecíamos del tiempo suficiente debido a las obligaciones del trabajo. No debemos perder de vista el hecho de que frente a nosotros se extiende un futuro maravilloso.

Hay muchísimas cosas que hacer. Un gran número de ciudades y poblaciones cuentan con universidades o centros comunitarios en los que se recibe a ciudadanos jubilados a fin de que tomen cursos... o para que los impartan si tienen la experiencia necesaria. Hay clases de pintura, música, escritura, artes manuales, fotografía, ciencias naturales y otras materias maravillosas. Usted conocerá nuevas caras y hará nuevos amigos.

Debemos procurar mantenernos ocupados... no al mismo ritmo que cuando teníamos 20 años, pero ocupados, de cualquier forma. La mecedora en el zaguán no es para nosotros. Vamos a alimentarnos bien, a mantenernos activos y ocupados, a descansar cuando sintamos la necesidad de hacerlo y a disfrutar de las adecuadas horas de sueño. Vamos a recordar, también, que necesitamos cierta abundancia de aire fresco y de ejercicio todos los días. Recuerde hacer sus ejercicios escuchando una música suave y agradable durante un lapso de tiempo máximo de diez a veinte minutos, todos los días, a las tres de la tarde.

Una de las cosas de las que los sesentañeros debemos tener precaución es la errónea creencia, sostenida por muchas personas en nuestra sociedad, de que la salud se deteriora hasta el punto de alcanzar la senectud. Tal vez leamos algo al respecto en los periódicos o veamos en la televisión discusiones acerca de ello, pero ¡NO LO CREA! Vemos que a menudo se da el arbitrario título de "seniles" a las personas de edad avanzada que presentan cierto comportamiento mental errático, pero los especialistas en geriatría le dirán que esto no es verdad.

El doctor Richard W. Besdine, de la Facultad de Medicina de la Universidad de Harvard, asegura que 300 000 personas de las cuales se pensaba que eran seniles podrían recuperar su salud mediante un tratamiento médico adecuado. El problema es generalmente un funcionamiento deficiente del hígado o de los riñones, o algún otro padecimiento fisiológico, y no un deterioro mental. Asegúrese de que su médico esté al pendiente de los alimentos y complementos nutricionales adecuados **para** conservarlo a usted en buena forma, mental y físicamente.

Conserve el buen sentido del humor. La risa es **buena para** el cuerpo, la mente y el espíritu, y agrega más años **a nuestra** vida. La esperanza jubilosa es un reconstituyente de la salud.

Debemos vivir de tal manera que no dependamos de las instituciones oficiales de salubridad. Debemos contar con salud a cualquier edad, para evitar el tener que depender de nadie.

Consideraciones a los 70

La edad de 70 años anuncia la llegada de la época de reflexión a nuestra vida. Pero en toda edad nos conservamos siempre ocupados, nunca ociosos. A los 70, debemos darnos tiempo para tomar el sol, para disfrutar de la belleza del amanecer y del ocaso. Vemos entonces que debemos alimentarnos de belleza, del mismo modo que tenemos necesidad de nutrirnos con alimentos. También debemos consumir alimentos espirituales, vivir más en un estado de alerta del espíritu que en el hacer y el osar de nuestros años anteriores. Recuerde: ¡el hombre que da la cara al sol no ve su sombra!

La vida después de los 70

Es mucho lo que sabemos acerca de fortalecer nuestra salud y prolongar la vida a través de los medios naturales. En la vejez, la digestión y la eliminación (especialmente la eliminación) requieren una atención constante. Es mejor ingerir comidas ligeras ya que éstas son más fáciles de digerir cuando la digestión es más débil y la acción intestinal más lenta, cuando se cuenta con una fuerza nerviosa más baja y una más reducida secreción de los líquidos digestivos.

En esta avanzada edad es bueno un lavado diario de los intestinos, a fin de que éstos conserven el tono y eviten que la materia de desecho se inmovilice en el colon.

A medida que avanza en edad, beba leche cuajada en vez de leche entera. Coma con calma y mastique bien los alimentos. Asegúrese de que su dentadura pueda masticar la comida. Procúrese aire fresco y respírelo profundamente. Coma sólo cuando sienta apetito. Asegúrese de que está comiendo suficientes sales para la sangre, mismas que se encuentran principalmente en el queso oscuro de cabra, en las bayas y en los vegetales verdes. En el pericarpio y en las papillas hechas de cebada y avena encontramos un alimento que es muy vigorizante para las funciones de la vida, y cuando esta esencia se puede extraer y mezclarse con el jugo fresco y entero de apio, perejil, tomillo, remolacha y espinaca, resulta un restaurador efectivo para la época de fatiga.

La esencia del pericarpio, llamada avenina, se puede extraer remojando cebada o salvado de cebada en agua fría hasta que la sustancia aceitosa salga a la superficie. Una taza de los jugos mencionados anteriormente y un tercio de taza de la nata de la cebada (pero sin utilizar las escorias) hacen un tónico excelente. El té de paja de avena tiene un alto contenido de avenina.

Se dice que el polen es bueno para las glándulas, según lo demuestran los experimentos hechos en animales. El *ginseng*, el *gotu-kola*, *fo-ti-tieng* y la salvia se consideran hierbas para la larga vida. Las tres primeras se tienen en alta estima en China, en donde se conocen desde hace siglos. El trébol rojo y la manzanilla, preparados en forma de té, son buenos purificadores de la sangre.

Sobre todo, debemos darnos cuenta de que *una vida larga no es lo bastante buena; más bien, es bastante larga una vida buena.* (Para mayor información acerca de la salud y la vejez, consulte *World Keys to Health and Long Life*, del doctor Jensen.)

14. Consejos sobre la salud que deben ser recordados

Estos 151 consejos sobre la salud han sido escritos con una gran sinceridad y están cuidadosamente documentados en lo relativo a los alimentos y ejercicios especiales, y a las actitudes mentales que han sido de utilidad para muchas personas. Este resumen de consejos sobre la salud deberá verse como un recordatorio a fin de estimular en usted el renacimiento de la idea de que usted está a tono con la vida, la salud, la abundancia, la armonía y la dicha. Los consejos han sido escritos a manera de notas breves y directas al punto. Cada consejo ha significado mucho para aquellas personas que los han meditado y, finalmente, aplicado a su vida. La salud no lo es todo, pero sin un nivel adecuado de ella todo lo demás se convierte en nada. Éste, inclusive, es un buen consejo sobre la salud, que bien vale la pena saber. Los 151 consejos para la salud tomados de *Mi sistema naturista* pueden emplearse con la aprobación de su médico.

Algo que debemos considerar a estas alturas es que el tener un óptimo cuerpo físico no es lo más importante; es cierto que debemos sentir el entusiasmo de contar con un buen cuerpo que nos responda y nos funcione, pero no deseamos que los latidos de nuestro corazón sean vigorosos sin que en éste haya amor. No hay razón por la cual debamos alimentar sólo al cuerpo y no a la mente y al espíritu.

LAS CUATRO PIEDRAS ANGULARES

Es necesario que se adopte una buena actitud mental y una buena perspectiva de la vida. La salud se extiende en todas direcciones, en el sentido *físico, mental, emocional y espiritual.* Reuniendo todos estos aspectos podremos formarnos una idea de lo que debe incluir un buen programa de salud integral. Es imposible presentar un buen programa en los pocos consejos que aquí se ofrecen; no obstante, dichos consejos están bien equilibrados y son de vital importancia; deben producir efecto ayudando a que su familia se sienta mejor, a que sus hijos sean más sanos. No se trata de pensamientos o ideas extremistas; son, más bien, sugerencias prácticas, realistas, que se pueden aplicar a la vida de todos los días. El verdadero secreto de recuperar la salud y de conservarla reside en *su deseo...* su deseo por obtener las mejores cosas de la vida. Fieles a nuestra naturaleza, siempre perseguimos algo; y aquí la clave es el reconocimiento de que *hacer un esfuerzo para alcanzar algo* se traducirá finalmente en la obtención de todas las cosas positivas que se esperan de la vida. Trate de lograr algo... trate de alcanzar los más altos valores de la existencia, y entonces verá que su cuerpo responde de forma maravillosa. Esperamos sinceramente que los consejos sobre la salud que aquí presentamos, le ayuden a sentirse maravillosamente, a gozar de la vida plenamente y a que pueda llegar a poseer el cuerpo y la mente que siempre ha deseado.

Consejos sobre la alimentación

- Aléjese tanto como pueda del abrelatas y de los alimentos preparados y acérquese al jardín de la naturaleza tanto como le sea posible.
- Con el tiempo, todos los alimentos llegan a convertirse en carne, energía y calor, de manera que sus alimentos deben ser de la mejor calidad.
- Es importante que consumamos los alimentos adecuados para que nuestro cuerpo esté de la mejor forma posible.
- No solamente es lo que comemos, sino lo que *digerimos* aquello que determina nuestro bienestar. Cuide su digestión.

- La base para una buena dieta es que los alimentos naturales son siempre mejores.
- Ningún ser humano puede hacer un alimento mejor que el que Dios creó.
- Trate de que sus alimentos sean tan puros como sea posible (que estén libres de sustancias adulterantes, aditivos y conservadores), y que contengan la menor cantidad posible de especias para condimentar. Para sazonar los alimentos pueden utilizarse las hierbas.
- Los alimentos deben ser tan enteros como sea posible (no refinados, no elaborados).
- Cuando al arroz moreno le quitamos la cascarilla también lo estamos privando de la vitamina B y el silicio, necesarios para el cerebro y el sistema nervioso. Comprendemos que muchas personas están acostumbradas a comer el arroz blanco en lugar del arroz moreno: ¡el arroz blanco se ve más limpio! y esto atrae nuestro sentido de la estética, que toma en cuenta la limpieza y la pureza. Sin embargo, desde el punto de vista de los minerales y de la reconstrucción del cuerpo, el arroz moreno y el trigo integral son siempre preferibles a los alimentos elaborados. Por ejemplo, el trigo integral siempre es mejor que el salvado que todas las personas consumen hoy en día. Es mejor hacer lo correcto de primera intención que tomar aditivos y complementos más tarde.
- Para construir un buen cuerpo debemos equilibrar las proporciones y la variedad de los alimentos que comemos.

- Una buena manera de estructurar su programa diario de comida: DESAYUNO: fruta, cereal, bebida de salud, uno o dos huevos o mantequilla de nueces y semillas o queso fresco, si se desea. COMIDA: ensalada o vegetales, jugo de verduras o bebida de salud, cereal o un almidón. CENA: vegetales o ensalada, proteína, bebida de salud. Los vegetales pueden comerse siempre en forma de ensalada, o cocidos. Si le parece más conveniente, puede intercambiar el menú de la comida por el de la cena.

- Consuma una buena proteína todos los días.
- Una buena proteína es la carne magra. Nada de grasa ni de carne de puerco.
- Otra buena proteína es el pescado. Es mejor el pescado blanco, que tenga aletas y escamas.
- Otra proteína es la leche entera: leche cruda certificada, de ser posible.
- Otra más la constituyen los huevos, pero *no* fritos, ni tampoco cocidos a una temperatura más allá del punto de ebullición (100°C). Los mejores son los huevos escalfados o los tibios, o bien los huevos crudos o las yemas de huevo, si se prefiere.
- Son proteínas las nueces. La almendra es la reina de las nueces.
- También lo son las semillas. La semilla de sésamo y la de girasol son dos de las mejores. Cómalas siempre sin cáscara.
- La última proteína de la lista son los frijoles (legumbres). Las lentejas ocupan el número uno entre las legumbres.

- Consuma un buen almidón cada día.
- Los cuatro mejores almidones, si quiere observar una dieta ideal, son: el centeno, el arroz moreno, el mijo y el maíz amarillo. Son mejores cocidos (al vapor), en forma de cereal.
- Estos cuatro almidones no harán que aumentemos de peso y no producirán la mucosidad y las flemas (padecimientos catarrales) de los que se queja la mayoría de las personas.
- Dichos almidones nos aseguran el desarrollo de un cuerpo con tejidos diferentes (mejores) que pueden favorecer nuestra salud.
- Las papas horneadas, las batatas y el alforfón *(Fagopyrum Esculentum)* son buenos almidones.
- También son buenos almidones los plátanos al horno o muy maduros, la cebada, la calabacita de la variedad banana o la Hubbard (de invierno) y el pan de maíz.
- Mantengamos el pan dentro de los límites mínimos. Nada de pan para los enfermos.
- El pan negro (de granos integrales) es siempre mejor que el pan de harina blanca refinada.

- El veinticinco por ciento de la dieta que se acostumbra en Estados Unidos está constituido por trigo o productos de harina. No sobrecargue su cuerpo con el trigo, moldéelo con otros buenos almidones.
- El trigo incrementa la grasa, mientras que el centeno desarrolla músculos.
- Mencionamos el pan al final de la lista de almidones debido a que la generalidad de las personas come muchos alimentos hechos a base de harina y demasiado pan.
- Si usted ha construido su cuerpo a base de alimentos hechos con harina, modifique sus hábitos alimentarios y su cuerpo se amoldará a estos cambios.
- La mayoría de las personas estructuran sus comidas en torno al pan. ¡Deje de hacerlo!
- Limite la cantidad de pan que consuma a una o dos rebanadas al día, o menos.
- Si en realidad requiere de la mejor salud posible, evite el pan completamente durante algún tiempo.

- Diario, coma seis vegetales crudos, cocidos o como jugo.
- Coma dos frutas cada día.
- Existen tres alimentos que eliminamos de la dieta de la mayoría de las personas, y en seguida vemos una notable mejoría; son las frutas cítricas, el pan y la lechuga de cabeza.
- Evitamos las frutas cítricas porque incrementan la actividad de los ácidos en el cuerpo y provocan su eliminación a un ritmo tal que el cuerpo no puede controlarlos.
- También las evitamos porque producen irritación estomacal en la mayoría de las personas.
- Los cítricos producen dolor en las articulaciones de las personas con padecimientos artríticos o reumáticos.
- Por lo regular, los cítricos se cosechan con una anticipación de dos a tres meses y al consumirlos así estamos comiendo un fruto incompleto e inmaduro.

- Evitamos la lechuga de cabeza (como la variedad Iceberg, por ejemplo) porque en la lechuga de hoja (como son las variedades romana, hoja roja, *bibb,* etcétera) hay 80 veces más clorofila. La lechuga de cabeza no contiene prácticamente ningún nutrimento y además retarda el ritmo de la digestión.

○ La clorofila es un maravilloso reconstituyente de la sangre. Todas las personas que padecen de anemia la necesitan.

○ Contiene también mucho hierro y potasio. El hierro es bueno para las personas anémicas y el potasio neutraliza muchos de los ácidos del organismo.

○ Sus comidas deben ser variadas. No coma zanahorias y chícharos todos los días.

○ Trate siempre de ingerir sus alimentos en una forma más natural que la manera en la que la mayoría de las personas los consumen en los restaurantes, en las cafeterías o en su casa.

○ Las papas al horno son mejores que las papas fritas. Coma también la cáscara.

○ Evite el azúcar blanca. En lugar de ella, consuma azúcar morena (no refinada), *Yellow D* o *Tortula.* Y, mejor aún, use miel, concentrados de frutas, melaza o jarabe de arce.

○ De ser posible, evite los aditivos de alquitrán mineral. Pueden producir efectos secundarios cuando se acumulan en los tejidos del cuerpo.

○ Evite los edulcorantes y los saborizantes artificiales. No contienen nutrimentos.

○ Recuerde que no existen sustitutos para los alimentos que Dios y la naturaleza hicieron.

○ Los sustitutos lo defraudarán más pronto que un vestido sin tirantes.

○ Los alimentos de preparación rápida distan mucho de ser los mejores. Cuando se dé usted cuenta de que dichos alimentos se transformarán en su propio torrente sanguíneo, en sus propios tejidos, en su propio ser, elegirá lo mejor para usted, como lo haría por un amigo muy querido.

○ Nunca tome agua helada ni bebidas congeladas, en especial antes de las comidas, pues contraen los tejidos del estómago y no permiten el adecuado flujo de los jugos gástricos.

- No tome agua con sus comidas. El agua tiende a diluir los jugos gástricos.
- Beba únicamente agua pura no tratada. Sólo beba agua entre comidas: una hora antes de comer y dos horas después.
- Cocine al vapor, al horno, a la parrilla o en el asador. Nunca fría los alimentos.
- Si piensa comprar o cambiar sus utensilios de cocina, prefiera los de acero inoxidable, que se usan con calor bajo.
- Mastique completamente los alimentos; esto siempre es útil para la digestión. Una de las más importantes fases del colapso bioquímico del cuerpo está en la boca.
- ¡Dése tiempo para comer y coma con un corazón jubiloso!

- No consuma más de dos postres en una semana.
- Las frutas frescas son siempre el mejor postre. También puede formar una comida sólo de frutas, una o dos veces por semana.
- Los mejores bocadillos para que los niños coman después de la escuela son los dátiles con nueces o almendras o con mantequilla de nueces (pero no de cacahuate), las pasas, las semillas de girasol y las frutas.
- La remolacha (una como del tamaño de una pelota de golf) rallada en una ensalada puede servir a manera de laxante ligero, también como limpiador para el hígado.
- Los jugos de apio y de manzana son buenos para alcalinizar el cuerpo.

- Algunos buenos bocadillos a la hora de ver la televisión: queso y manzana, dátiles y manzanas, dátiles y manzanas preparados o un plato de pasas y semillas de girasol.
- Todos los aceites calientes deben salir de la cocina. Ni siquiera los buenos aceites deben calentarse.
- Consérvese en buena salud. Es más barato prevenir una enfermedad que tener que curarla.
- La "cura" de una enfermedad (corrección) está también presente en cualquier medida correctiva que tomemos.

○ Para construir un buen torrente sanguíneo y como medida auxiliar contra la anemia, consuma muchas zarzamoras, chabacanos, bayas negras, cerezas negras y vegetales verdes.

○ Un buen laxante: semilla de lino molida, desde una cucharada mediana hasta una cucharada sopera: remójela previamente en una taza de agua y tómela en el desayuno. Se puede tomar antes de cada comida, si es necesario. Si lo desea, mézclela con el cereal.

○ Hay tres tés que todas las personas deberían tener en su cocina: alfalfa-menta, papaya-menta y hierbabuena.

○ Las bebidas gaseosas (carbonatadas) son inconvenientes para el cuerpo. Con el tiempo, tendrá que pagar el haberlas tomado... a muy alto costo. En lugar de ellas, tome bebidas de salud.

○ La leche de soya en polvo es una proteína maravillosa y se puede utilizar como base para preparar un gran número de bebidas.

○ Para preparar una bebida de leche de soya mezcle de una a una y media cucharadas soperas de leche de soya en polvo con un vaso de agua o de jugo. Puede usarse como sustituto de la leche.

○ Agregue un plátano o polvo de plátano a la leche de soya, póngalo en la licuadora junto con un par de dátiles; mézclelo y habrá preparado una maravillosa bebida de salud.

○ MI BEBIDA: otra buena bebida de salud se prepara a base de leche de soya (o con leche de vaca, si prefiere), una rebanada de aguacate, azúcar de dátil o jarabe de arce y una cucharada mediana de mantequilla de nueces o semillas; todo ello mezclado. ¡Es una estupenda bebida para los niños! Y si así lo desea, puede agregarle miel o distintas clases de frutas frescas, de acuerdo a los gustos de cada quien. Personalmente, recomiendo la mantequilla de semilla de sésamo.

○ Muchos de los alimentos aquí mencionados pueden resultarle desconocidos, pero los conocen bien en las actuales tiendas de salud y alimentos naturales. En ellas puede obtener información acerca de los diferentes alimentos.

○ Intente, en alguna ocasión, preparar un postre de gelatina a base de gelatina neutra y concentrados de frutas. Sólo será necesaria una pequeña cantidad de azúcar o de miel para endulzar las frutas. Los concentrados de manzana o de cereza son buenos. Prácticamente todos los dulces provocan la formación de ácidos.

Un buen helado de hechura casera puede prepararse con queso fresco congelado o con cubos de hielo hechos del jugo de alguna fruta o de leche. Agregue azúcar de dátil, miel o azúcar de arce; coloque todo dentro del vaso de la licuadora, que previamente se habrá sometido a refrigeración, y bátalo hasta que adquiera una consistencia uniforme. Se prepara así un helado que gustará a todos: niños, jóvenes y adultos. También puede agregarle frutas congeladas.

Hay muchas y diferentes maneras de preparar una tortilla de huevos, además de la tortilla con queso. Se puede guisar una tortilla de huevos con aguacate, espárragos, espinacas, hongos y varios otros vegetales que, además de ser agradables al paladar, son nutritivos. Se puede, también, cocinar una tortilla de huevos con frutas, utilizando frutas secas que la noche anterior se hayan remojado para revivirlas, frutas tales como: chabacanos, duraznos, etcétera. Podría, inclusive, emplear fruta fresca (como por ejemplo rebanadas de durazno) colocándola entre los dobleces de la tortilla mientras se le está preparando. Si bate los huevos en la licuadora, su tortilla resultará más esponjada.

En su alimentación siga las cuatro estaciones del año. Consuma frutas y vegetales frescos, maduros y de la estación, siempre que sea posible. Varíe sus alimentos. No espere beneficiarse por hacer las cosas sólo una vez de tiempo en tiempo; en una ocasión una paciente me dijo que había comido una ensalada hacía una semana y que no le había servido de nada. ¡Persevere!

Si desea conservar sus alimentos, el mejor método es la congelación. Para obtener mejores resultados al congelar las bayas, éstas deben congelarse individualmente en una charola y colocarse después dentro de una bolsa.

Los alimentos que debemos tomar en cuenta en las épocas de

dificultades económicas son: nueces y semillas, semillas para germinar y bayas que sean negras (secas o congeladas), vegetales verdes, los cuatro granos (arroz moreno, centeno, mijo y maíz amarillo), miel.. ¡y buen provecho!

Consejos para bajar de peso

° En el desayuno ingiera fruta y queso fresco (o bien uno o dos huevos). En la comida, verduras y arroz. En la cena, una proteína y una verdura.

° La mayoría de las personas están a dieta, si bien ésta puede ser buena o mala. Sálgase de esa dieta y encuentre en cambio una manera saludable de vivir. Mi manera saludable de vivir es 50% eliminación y 50% reconstrucción.

° Su régimen alimentario de cada día debe ser equilibrado: seis vegetales, dos frutas, un buen almidón y una buena proteína. Con esto se nutre todo el cuerpo: cerebro, nervios, huesos, músculos, etcétera.

° También podemos ejercer cierto control de la mente sobre los alimentos. *Cuando siga un régimen para bajar de peso, siempre deje algo de comida en su plato... ¡nunca se coma todo!* Se está adiestrando en la idea de que usted puede ser el amo que mande en su alimentación, en su apetito y en sus sentidos.

° Si está bajando de peso, no tome agua durante un periodo de una hora y media, tanto antes como después de las comidas.

° Tomar una cucharada sopera de vinagre disuelta en un vaso de agua cada mañana ayuda a bajar de peso.

Consejos físicos

° El cuerpo es un sirviente de la mente y del espíritu.

° El cuerpo se acostumbra a la comida "basura" y a los malos hábitos; y siguiendo el mismo principio, puede adaptarse a las costumbres y los alimentos sanos.

- No se preocupe por lo que hará su cuerpo. El cuerpo se regenera automáticamente, rejuvenece y se vuelve parte de su ambiente si se le nutre como es debido.
- El cuerpo irá a donde usted lo conduzca.
- Adiestre su mente para que pueda llevar a cabo una adecuada labor de dirección, la cual conducirá a su cuerpo hacia una mejor salud.
- Comprenda que lo correcto se corrige a sí mismo.
- Cuando hacemos las cosas mejor que antes, nos llega automáticamente la salud.
- Merecemos salud magnífica porque nos la estamos ganando.
- La salud es una recompensa; se nos otorga al final de nuestra lucha. No se nos da gratuitamente ni se coloca a nuestro alcance así nomás. Debemos trabajar para obtenerla.
- Dios hizo alimentos para las aves, pero no se los puso en sus nidos.
- Para librarse de sus problemas actuales no puede vivir de la misma manera que en los años anteriores. Busque un camino más digno que recorrer.
- El cuerpo está cambiando constantemente. Si no está satisfecho con su cuerpo actual, puede cambiarlo.
- El cuerpo no cambiará para bien a menos que usted renuncie a sus malos hábitos y adopte nuevas y mejores costumbres.
- Las personas que padecen de presión arterial baja deben vivir a una altura un poco mayor sobre el nivel del mar, a menos que tengan padecimientos cardiacos.
- Las personas que padecen del corazón deben vivir cerca del mar, en la mayoría de los casos; y deben evitar la carne, en especial la carne de res y las carnes rojas.
- Las grandes altitudes estimulan el funcionamiento del corazón y en ocasiones pueden ser una carga excesiva para una musculatura cardiaca debilitada.
- En sus vacaciones vaya a lugares en los que haya muchas zonas verdes. El verde es un color que rejuvenece. El ozono generalmente se produce en las plantas verdes y especialmente en los pinos.
- Para conservar su salud, visite a su médico dos veces por año.

Acuda a él con la idea de insistirle en que lo ayude a conservarse bien; dígale que no está usted interesado en recurrir a él motivado por una enfermedad, sino más bien porque se encuentra en la cima de la salud. Usted debe interesarse en *la prevención* de las enfermedades.

○ El descanso es factor indispensable de la salud. Reparamos nuestro cuerpo cuando éste se encuentra en reposo y tranquilidad.

○ Las personas deben jugar un poco todos los días.

○ Todas las personas enfermas están cansadas, agotadas y necesitan tanto reposo como puedan obtener.

○ Es muy importante contar con un buen torrente sanguíneo. Consuma buenos alimentos para tener una óptima sangre y haga ejercicio para que dicha sangre llegue hasta el sitio en el que se le necesite.

○ Afánese por que sus alimentos sean limpios e igual su pensamiento y su cuerpo. La limpieza está próxima a la piedad.

○ El comer demasiado nos matará callada, pero seguramente.

○ De ser posible, busque un clima cálido siempre que trate de aliviarse o de recuperar la salud y reconstruir el cuerpo. Es más fácil aliviarse en un clima cálido que en uno frío. Si padece de alguna enfermedad crónica, haga planes para disfrutar de tres veranos, uno tras otro.

CONSEJOS SOBRE LOS EJERCICIOS

○ Haga sus ejercicios en la mañana. Nadie puede conservarse en buen estado de salud a menos que se mantenga en forma.

○ El mejor de los ejercicios es aquel que conserva ágiles las articulaciones, manteniéndolas activas y flexibles. Esto se logra con los ejercicios *circulares*.

○ Estando en una posición de semiflexión de las piernas, mueva las rodillas trazando círculos. Esto hace que se muevan las articulaciones de las caderas y de los tobillos.

○ De pie, con los pies separados unos 25 centímetros, mueva las caderas trazando círculos.

- Mueva los hombros haciendo círculos, especialmente hacia atrás.
- Mueva el cuello en círculos.
- Un buen ejercicio para el cuello consiste en dirigir la vista al frente y mover la cabeza en círculo en una y otra dirección.
- Ejercite las articulaciones rígidas de los dedos metiendo las manos en agua caliente en la que haya disuelto sal de Epson (sulfato de magnesia). Hágalo durante diez minutos todos los días. Esto contribuye a devolver la flexibilidad y es maravilloso para las articulaciones atrofiadas.
- Caminar descalzo sobre el césped o la arena todos los días durante diez minutos ayuda a la circulación de las piernas.
- El ejercicio es el mejor estimulante para el cuerpo. Evite todos los demás estimulantes que sólo afectan la salud.

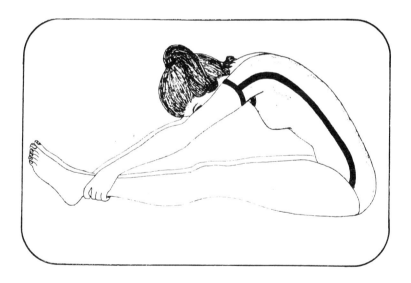

° Recuerde que una mente alegre ayuda a digerir los alimentos. Así que manténgase siempre alegre para no tener que recurrir al médico.

° Esté en paz y satisfecho cuando coma. Su estado mental afecta los jugos gástricos.

° Cultive algún pasatiempo, haga todos los días algo que desee realizar en favor de usted mismo.

° Concédase tiempo libre para su disfrute personal.

° Aprenda a estar en calma. Nos recuperamos cuando el cuerpo está sumamente sereno.

° Todo cambio de escenario ayuda a cualquier persona enfrascada en un trabajo rutinario y monótono.

° Que su felicidad y su absoluta satisfacción no dependan de otras personas. Aprenda a disfrutar estando *solo y con usted mismo*. Aprenda a ser su mejor amigo. Encuentre su propio lugar en la vida.

° La mente es de extrema importancia. Cuide su mente y no la sobreejercite. De ser posible, no trabaje más allá de las 6 horas, es decir, ¡las 6 de la tarde, no de la mañana!

° Encuentre la armonía viviendo con los parientes, con su hermano el hombre, con la cultura de nuestros días y con la madre Tierra.

° Asegúrese de que en su vida haya musicalidad, color, un ambiente agradable y una forma de pensar de gran altura. Su actitud será su altura.

° Reclame para usted los derechos que le pertenecen por nacimiento. Ayude a la gente. Aprenda y preste un servicio.

° No podrá estar bien a menos que se sienta feliz, y no podrá estar feliz a menos que se sienta bien.

° Para sentirse feliz el día de hoy, salga y ayude a alguien a ser feliz.

° Adquiera sentido del humor.

° ¡Mantenga su mente en actividad! Como a un reloj, déle cuerda todos los días con algo nuevo que hacer.

- Actúe de acuerdo con su edad, pero no de acuerdo con una edad que lo haga quedarse en casa a descansar.
- Si una cajetilla de cigarrillos cuesta sólo $20.00, no la compre únicamente porque es una ganga. ¡Piense antes de actuar!
- Algunos buenos libros que usted debe tener en su biblioteca y que debe leer: *How to Worry Succesfully,* por Dale Carnegie: *The Secret of the Ages,* por Robert Collier; todos los libros del obispo Sheen y Norman Vincent Peale: los libros unitarios del Centro Unitario de Mount Summit, Missouri; *World Keys to Health and Long Life, Cocina mágica* y *La naturaleza es el remedio,* por el doctor Bernard Jensen. Debe usted leer libros que lo hagan sentirse feliz de estar vivo y que incrementen su entusiasmo por vivir.
- Las mujeres que tengan hijos que al parecer demanden mucho de su madre deberían tomarse los miércoles como día libre; en especial si la madre no está lo suficientemente bien o lo suficientemente fuerte para cuidar de los niños. Ellos podrán recurrir a alguien más. Estas mujeres se recuperarán mediante el reposo. Deben tener la oportunidad de ver lo que ocurre en el mundo, aunque sólo lo hagan mirando aparadores, tejiendo, bordando o pintando retratos, tomando clases en la escuela, dedicándose a la música, o disfrutando al menos de algún pasatiempo de su predilección.
- Convénzase de que las cosas cambiarán para bien.
- Lo único que no cambia en la vida es el cambio.
- Sea alegre y recuerde que a todas las personas les agrada un carácter brillante... ¡sobre todo en los días nublados!
- Usted tiene el privilegio de atraer todas las buenas cosas de la vida.
- Haga felices a los demás, particularmente si debe vivir con ellos, y descubrirá que, con el tiempo, todo el bien que haga le será devuelto.
- Hay tres cosas para las que usted nació: *amar, servir* y *prosperar.*
- La recuperación se basa en la belleza. Debe usted rodearse de música, color, flores y personas agradables.

15. *Resumen de* Mi sistema naturista

He atendido a mucha gente. He llegado a la conclusión de que la generalidad de las personas no han considerado su vida desde el punto de vista de cuántos años pueden vivir. Creo que todas las personas quieren vivir llenas de salud y regocijo. Una vida larga no es lo bastante buena; más bien es bastante larga una vida buena. Al reunir todos estos consejos en *Mi sistema naturista*, creo que usted reconocerá que se ha agregado a su vida algo de valor. Ésta es la razón por la cual he escrito este libro. He viajado mucho y me pregunto a qué se debe la buena vida: se debe, creo, a la aplicación de un esfuerzo dirigido, y considero que debemos dedicarnos a ello. Debemos abordar la cuestión y "tomar al toro por los cuernos"... tenemos que contrarrestar constantemente nuestras debilidades. Todo aquello en lo que pongamos nuestra atención, prosperará.

Estamos situados en un camino de la vida y tenemos la obligación de mejorar ese camino más que ninguna otra cosa. Nuestro cuerpo se amolda a todo lo positivo que coloquemos frente a nosotros y a lo que elijamos, como puede ser los buenos amigos, un ambiente favorable, los alimentos saludables, el ejercicio, el tiempo del que disfrutemos en nuestras actividades favoritas, los momentos de reflexión. Entonces nos damos cuenta de que estamos haciendo acopio de impulsos para vivir. Debemos vivir al máximo de nuestro potencial.

A menudo las personas preguntan qué tratamientos pueden seguir que estén en armonía con *Mi sistema naturista*. Son muy buenos aquellos tratamientos planeados para incrementar nuestra vitalidad tales como el masaje, el contacto físico para la salud y la terapéutica de polaridad. Existen tratamientos tales como la quiropráctica y la osteopatía, que tienen por objeto liberar el suministro nervioso en la columna vertebral para permitir el flujo de una mayor vitalidad a los diversos órganos del cuerpo. Existen programas de ejercicios organizados en los gimnasios de las escuelas y en los centros comunitarios. Recomiendo los programas de ejercicios o de baile al compás de los valses antiguos, que, desde el punto de vista de las vibraciones, tienen un efecto positivo para los diferentes órganos del cuerpo.

LONGEVIDAD

En el transcurso de mi vida he tenido ocasión de visitar a mucha gente que alcanzó una edad muy avanzada. También me propuse visitar a los ancianos que aún vivían cuando yo tenía casi 70 años; el motivo era saber cómo lo habían logrado. Una de las cosas que descubrí es que todas esas personas eran amables; pensaban que era muy necesario ser amable con la gente. ¡A qué conclusión llegaron a los 150 años de edad! La amabilidad es importante, ¿es por esto que su vida ha sido tan larga?

También llegué a comprender un importante principio de uno de los más célebres hombres de China, Li Ching Yun. Se dice que vivió más de 250 años y murió en 1930. Uno de los más grandes sermones que puedo entregarles con *Mi sistema naturista* es de él, cuando al fin de su vida se le preguntó a qué atribuía su larga existencia y él respondió: "A la calma interior".

Las preocupaciones, la irritación y las apuraciones impiden nuestra mejoría y nos conducen a una muerte prematura. Olvídese de esas cosas. No permita que ninguna enfermedad se apodere de usted. Persígala y expúlsela. A medida que modifique su conciencia, cambiará su cuerpo. Sabemos que la enfermedad es algo anormal; la salud es normal. Todos los poderes de la naturaleza, si le damos oportunidad y trabajamos con ella, cooperarán para devolvernos la salud. No tome decisiones ni haga planes cuando no se sienta bien, ya que serán mucho mejores una vez que haya revitalizado su cuerpo con la salud.

¡Sea feliz!

Mi sistema naturista, de Bernard
Jensen, fue impreso en noviembre
de 2007 en los talleres de Editora
y Distribuidora Yug,
Puebla 326-1, Col. Roma, México,
D.F., y terminado en
Encuadernaciones Maguntis,
Iztapalapa, México,
D.F. Teléfono: 56 40 90 62.